一本喚醒心靈的治療力量
獲得健康、幸福與覺悟的修習經典

心靈神醫

THE HEALING POWER
OF MIND

作者◎東杜法王仁波切
TULKU THONDUP

譯者◎鄭振煌

推薦與佳評

索甲仁波切（《西藏生死書》作者）：

多少年來，我一直在夢想著這樣的一本書，而東杜活佛這位
西藏佛教的上師、天賦異稟的學者兼著名翻譯家，正是這本
書最理想的作者。本書善巧地萃取佛法的治療理論，以非常
迷人、清晰而簡單的筆調呈現出來，讓不同文化和背景的人
都可以獲益。在這迫切需要安詳的時代裡，讓我們希望每一
個地方的人都能夠熟讀這本書，並且喚起內在的無限治療力
量。

聖嚴法師（法鼓山創辦人）：

這是鄭振煌教授繼翻譯《西藏生死書》之後的又一本好書，我
在美國，知其原著自出版以來，一直暢銷，值得向國人推
薦。本書從人的身心健康及精神的開發為著眼，透過佛法的
觀念及方法，幫助我們放下成見，豁達心胸，發揮心靈治療
的功能。

心清淨則國土清淨，正與我們法鼓山推動人間淨土的理念相
契。

星雲法師（佛光山開山宗長）：

人類的身體，不是用來綑縛心靈的。

人類的身體，是用來幫助心靈，用來完成生命的。

不幸的是，由於不認識自己，大部分人類的身體，反而變成了心靈的障礙，甚至奴役心靈。

《心靈神醫》這本書，讓你透視身與心，進而促進身與心的合作，提升生命的境界。

一個人有慈悲，會做人，可以救自己；有智慧，會做事，可以救社會。如果全世界四十億人，都樂意開發內心慈悲與智慧的能源，這本書就是很好的「教練」。

陸達誠（輔仁大學宗教系主任暨研究所所長）：

世界上歷史悠久的大宗教中，佛教的倫理及人生哲學比較而言最具可理解性和實用性，因為佛教從人生的煩惱痛苦出發，助人用智慧來修獲解脫，不藉助啟示和神學。比較起來，相似儒家系統，但更易普及。《心靈神醫》把這種可普及且實用的佛教修持及解脫之道，寫成一本人生哲學的手冊，使任何人藉之而能走出苦惱，勇於面對生命的順逆，建立健康圓融的生命。書中難於避免有佛教的切入點和術語，但不妨礙無此信仰者參考應用。此書能為一切忙碌的現代人提供心靈治療的功效。

吳伯雄（總統府資政）：

《心靈神醫》是一本直指人心、字字珠璣的好書，更是現代人
處理日常情緒的實用手冊。

誠如作者所言，身心健康的最佳藥物是要活得安詳、放下我
執、無憂無慮，並藉由精神的修行，放鬆自己緊繃的心情，
進而幫助自己在生活中發現平和、快樂和健康，活出真正的
自在與喜悅。

鄭石岩（政大教育系教授）：

本書把禪的實踐法門，巧妙地運用在日常生活上；一則做爲
禪修和提升精神生活的指引， 則做爲心靈生活上療傷止痛
的丹藥，是生活上自助諮詢的好素材。生活的幸福和喜樂，
大部分決定於自己的想法。人的想法、情緒、感受和行爲，
彼此緊密地連結在一起。因此，要改變自己，必先改變想
法，並付諸行動，才會奏效。這本書提供了許多改變想法和
行動的方法，對於修行、提升心靈生活或治療心理傷痛，都
具有很高的價值。

丁乃竺（表演工作坊行政總監）：

在眾多的心靈叢書中，《心靈神醫》以幽雅而簡潔的文字，爲
身、心、靈治療做了最佳詮釋。是一部易學易懂，超越信仰
的現代心靈典籍。

余德慧（東華大學教授）：

如果心理輔導僅僅處理俗事的困擾，而不在一種深刻的精神根處運轉，那麼心理輔導只能當作處理情緒的工具；如果心理治療者瞭解，所有的心理症狀往往與精神的迷障有關，那麼應當接受痛苦的必要性，而不應該急著要消除痛苦，反而要能教導病人聆聽痛苦的聲音，聽一聽它到底要詢問我們什麼。這本書雖然從藏佛的觀點來做心理治療，但卻徹底地掌握精神的廣闊深處，打破俗世的精神迷障，值得一讀。

陳榮基（佛教蓮花臨終關懷基金會董事長、財團法人恩主公醫院院長）：

佛教信仰認為「貪瞋癡」是生、老、病、死種種「苦」的根源，根據佛教思想衍生的西藏醫學，更認為「貪瞋癡」是身、心疾病的根源，而「我執」是妄想和煩惱之根，痛苦之因。現代醫學也認知身心的互動關係，長期的焦慮或精神壓力，不但會改變身體的免疫力，更會引起很多身體的疾病（統稱為身心症），或促使潛藏疾病的發作。西藏旅美高僧東杜法王仁波切告訴我們：「放下我執，具有治療力量。」他的這本書提供實務性的指導，可以幫助讀者學習「放下我執」，對治貪瞋癡，獲得內心的寧靜，治療焦慮、壓力和痛苦，更進而促進身心健康。這是追求健康或療病時，除遵循醫師的指導以外，很值得一試的輔助療法。

袁瓊瓊（專業作家）：

達賴喇嘛曾談到過西藏醫學的一種説法：「人體是三種主要的NOPA（編註：即汁液）所支配，如果能使它們始終保持均衡，身體就能維持健康。」《心靈神醫》可以説是一本實地教導如何維持體內NOPA均衡的書籍，西藏醫學的秘法正在此書中。

徐政夫（西藏文物收藏家、觀想文物藝術中心負責人）：

《心靈神醫》是一本引經（佛經）據典（實證），幫助我們明心正道，追求安詳、圓滿、慈悲與智慧，進而治療現代疾病的好書，也是學佛的朋友們，靜坐、禪修、觀想的寶典。

拜讀此書，並依照書中的建議修習，常令我觀想著藍天白雲、青山綠水的香格里拉，沐浴在自然美妙的和風、慈祥和藹的佛顏中。心靈清新，心胸寬廣，內心充滿喜悅、圓滿。

難怪鄭振煌老師這麼發心，不眠不休翻譯此書，想來必是和我一樣，深受感動，願與大家分享。祝福人人健康幸福。

陳琴富（中時晚報執行副總編輯）：

如果能實證佛陀法義，我們會了解身心的微細處，體會苦、空、無常、無我的本質，終究了悟生命的實相。

佛陀號稱醫王，自然有其特殊的理由，眾生所有的病都源於心念，所有的苦都源於無明，所以根除痛苦只有從修心做起，別無二途。

東杜法王仁波切以他個人對於佛法的了悟，不忍眾生病苦，而把佛陀最根本的法教用於當前眾生最需要處，真正體現了藏傳佛教的甚深見與廣大行。

《心靈神醫》是一本實用的身心治療手冊，也是一本生命實踐的修行法要。透過鄭振煌老師對佛法的契入和他的生花妙筆，讓讀者再次淺出深入佛陀法義，慈悲無量，功德無量。

《出版者週刊》（Publisher's Weekly）：

《心靈神醫》不只是另一本介紹禪修的書。東杜法王將傳承自西藏佛教最古老的寧瑪學派的豐富治療資源，加以融會貫通，……。從作者的觀點看來，禪修不只是尋找心靈平靜或是專注的方法而已，同時也是通往身心治療的重要道路。簡而言之，東杜法王提供古老的轉化法門，幫助人們接近心的真性，並了解苦難的根源。書中提到的簡易練習方法與觀點，是連接身體與心靈之間的重要橋樑，既可增強免疫系統，亦能強化健康。欲了解古老西藏的寶藏，此書即是一本難能可貴的指導手冊。

Joan Borysenko, *Minding the Body, Mending the Mind* 作者：
這本討論治療的精采好書，探究身心醫學書籍很少觸及的領域——心的真性和痛苦的根源。書中溫柔、睿智的文字和實務練習，建立在西藏佛教的古老精神智慧上。這是詳和的精緻獻禮，可以轉化你全部的生命經驗。

Dean Qrnish, M.D.，美國治療醫學研究所所長：
閱讀這本絕妙好書，本身就是一種治療過程。

Herbert Benson, M.D., *Timeless Healing* 作者：
作者指導我們透過實修來紓解焦慮、壓力和痛苦。這些法門以古老的佛法爲基礎，非常切合現代世界。我高度推薦。

Sharon Salzberg，《慈》作者：
這是一本好書，結合古典教法、個人經驗和善巧建議，以處理任何身體和心理的問題。作者指導我們如何放下我們的自我設限，認識我們的自然心——治療的根源。

序

丹尼爾・高曼（Daniel Goleman, EQ 作者）

　　現代科學有一項偉大的成就，那就是發現身與心並非分離而獨立的，它們只是一體的兩面。笛卡爾（Descartes）把身和心分離，是錯誤的。在他的誤導之下，西方醫學低估病人心境對身體健康的影響，也犯了同樣的錯誤。

　　在分析　百多個情緒與健康關係的研究之後，發現長期焦慮（包括憂愁、沮喪、悲觀、憤怒、敵意）的人們，罹患重病的機率高出常人一倍，充分說明身與心息息相關。抽菸增加重病罹患率百分之六十；長期焦慮則使之增加百分之百。焦慮對健康傷害幾乎是抽菸的兩倍。

　　精神神經免疫學研究心、腦和免疫系統之間的關係，讓我們深入了解身與心之間的機制。研究發現，腦的情緒中樞，不僅與免疫系統，還與心血管系統緊密相關。當我們長期遭受壓力時，身體持續劍拔弩張地做出「戰鬥或逃之夭夭」的反應，即使免疫系統促

使心臟升高血壓，大量送出血液讓身體準備應付緊急事件，也會減弱它消滅病毒和抑制初期癌症的能力。結果，人體罹患各種疾病的危險性驟增。

反之，平和的心可以保護身體健康。這就是傳統西藏醫學的基本原則，古老的西藏醫學從未忽視心與身的重要關係。

東杜活佛（Tulku Thondup）是藏傳佛教寧瑪派的大成就者，將西藏文化對健康的看法介紹給西方，所談的不僅是身和心的健康之道，還包括靈（spirit）的修持。他清楚地指出，身心靈三者有密不可分的關係。只要我們能夠「放下執著」，放下限制吾人視野的大小成見，開放我們自己如虛空般曠達，就可以發揮心的治療力量。

東杜活佛不僅提供健康之道的理論架構，還介紹了許多世紀以來，在西藏修行中已經獲得證明的實修法門。他勾勒了治療身、心、靈的方法，同時也告訴我們如何強壯心臟。因此，這種治療之道是一種靈修，一種轉化我們生命的法門。

譯序

鄭振煌

　　佛法博大精深，常令人有望洋興嘆之憾，但歸納起來，可以分爲理論和實踐二門。理論是實踐的基礎，實踐則是理論的應用。沒有理論的實踐是盲修瞎鍊，有的著火入魔，有的極端偏鋒，甚至身毀人亡；沒有實踐的理論是說食數寶，煮砂欲成飯，終不可得。因此，古來大德無不兩者並重，如明代蕅益大師在《教觀綱宗》書中，開門見山就說：「佛祖之要，教觀而已矣！觀非教不正，教非觀不傳；有教無觀則罔，有觀無教則殆。」教（理論）觀（實踐）雙美才是釋迦本懷、學佛鵠的。

　　但是在時空流變中，教觀雙美的佛書並不多見，教失之玄奧，觀崇尚神祕，致使平易近人、旨在治療身心問題的佛法，淪爲士子清談的資具或佛棍欺世的魔術，豈不可悲！

　　西藏佛教在佛教各傳承中最難理解，也最常被誤會，因爲它「即相爲真，即事爲理，即身成佛」的主張，本來就不拒絕世間法，反而要透過世間法的觀照，悟證一體不二的真理，匯歸萬法殊相於真如空

慧，當下解脫自在，無黏無縛。不識者但著於相，嗜藥成習，未得其利先受其害。幸而四十年來西藏佛教諸大師宣流法音於全球，契理契機，高樹法幢，密教精髓方得撥雲見日，為世人所知。

凡是生而為人，必然有人的問題，不因種族、國籍、性別、年齡、背景、時空等背景而有所不同。問題出在方寸之間，由於妄想執著，衍生心理、身體、情緒等事端，根治之道當以治心為主，「心淨則行淨，行淨則眾生淨，眾生淨則國土淨」，故而治心又成為天下太平的不二法門，這與儒家「格物致知，誠意正心，修身齊家治國天平下」的道理爭相輝映。

治療的力量不是來自外物，而是出於內心，這是大乘佛教的精義。一切眾生皆有佛性，就是自我治療的最佳保證，禪宗六祖惠能大師說：「何其自性本自具足！何其自性本自清淨！何其自性本不動搖！何其自性本不生滅！何其自性能生萬法！」明心見性乃成為一切修行的重點，心性一明則萬法炳現，問題頓除。

本書提供非常詳盡的明心見性法門，有理論有實踐，堪稱契合時代需要的上乘之作。我花了十天功夫把它譯出，以報佛法長我慧命之恩。十天之內，足不出戶，無分晝夜，埋首案頭，神交菩薩，其樂何如；仰望窗外，或白雲蒼狗，或雪花片片，或芹月懸空，

或飛鴻掠日，景致多變，饒有趣味，只堪心明性見者消受。

回顧這一生，難偷半日閒，「長恨此身非我有，問何時忘卻營營？」勉藉春節遁跡異邦，捨俗事拋塵念，家人短暫團聚，聊作天倫之樂，東坡云「不應有恨」，我只能長歎「人間如夢，一樽還酹江月」。

感謝張老師文化公司諸同事爲此書的出版費盡心力，他們都在修「忍辱波羅蜜」，癡癡地等了一年，才盼到我在夾縫中擠出來的十天。雖然如此，我還是深感愧疚，願一切衆生身心健康，吉祥如意。

一九九八年二月七日
於加拿大多倫多雲水居

誌 謝

　　感謝哈羅德・塔爾波（Harold Talbott）編輯此書的智慧、細心和毅力；羅勃特・蓋瑞（Robert Garrett）以其編輯長才讓本書平易近人。感謝愛蜜莉・希爾本・賽爾（Emily Hilburn Sell）以其專業智慧為本書做美工設計；伊安・包德溫（Ian Baldwin）在編輯上提供無價之寶的貢獻，而且不厭其煩地提供專家水平的指導。感謝丹尼爾・高曼為本書寫精彩的前言。

　　感謝萊迪亞・塞加爾（Lydia Segal）在我研究和寫作的過程中不斷提供協助；艾美・赫茲（Amy Hertz）、約那珊・米勒（Jonathan Miller）和布里安・波連（Brian Boland）提供寶貴的建議；大衛・佛爾（David Dvore）在電腦操作上提供協助；摩訶悉陀・寧瑪巴寺（Mahasiddha Nyingmapa Temple）葛傑・杜竹千仁波切（Kyabje Dodrupchen Rinpoche）圖書館和哥倫比亞大學（Columbia University）雷曼圖書館（Lehman Library）提供豐富的資料；維多和露比・林（Victor and Ruby

Lam）提供他們舒適的公寓讓我工作。

非常感謝麥可・包德溫（Michael Baldwin）以他不疲不厭的指導和源源不絕的靈感，讓我們的研究計畫持續進行；菩薩乘（Buddhayana）的會員和護法提供無相布施，讓我有機會得以在過去十五年做研究和寫作。

最後，感謝薩米耳・薄克茲（Samuel Bercholz）和香巴拉出版公司（Shambhala publications）同仁爲本書的流通竭盡心力，尤其是肯德拉・克羅仙（Kendra Crossen）以她傑出的編輯技巧和熱忱讓本書更加精美。

目　次

第二部　治療練習

第三部　佛教禪修——通往開放之路

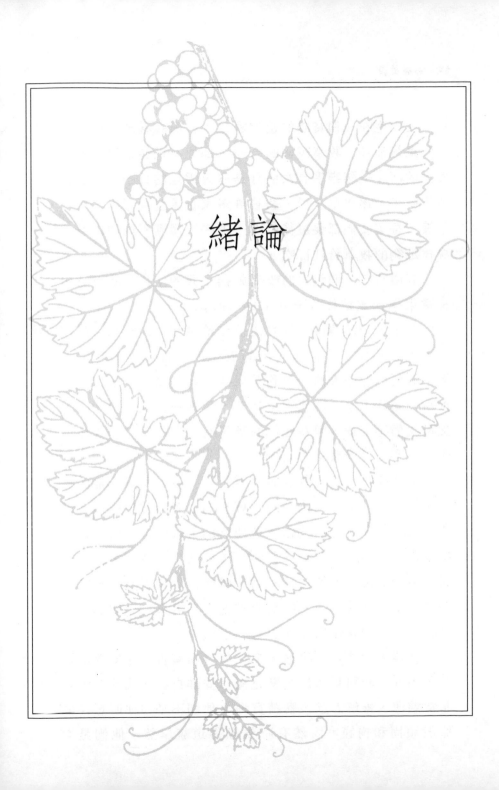

緒　論

我出生在一個貧賤的遊牧家庭，我呱呱墜地的帳篷位於藏東綠油油、牧草茂盛的高原，那兒有世界最高的山、最大的河。一年幾乎有八個月是冰天雪地的日子。我家以遊牧維生，逐水草而居，豢養許多家畜，包括犛牛、馬、羊等。每年我們都要遷徙數次，把帳篷搬到不同的山谷，尋找足夠的牧草給牲畜吃。

五歲時，一個鉅大的改變動搖了我的生命。我被認出是藏東學術重鎮杜竹千寺（Dodrupchen Monastery）一位著名上師的轉世。佛教徒接受輪迴和業的觀念，所以西藏人相信當一位偉大的上師圓寂時，他或她會轉世為人，以便擁有強大的能力利益眾生。我是獨生子，父母親捨不得讓我出家，但他們還是毫不猶豫地把我獻給寺廟。父母親備感榮耀，因為他們的孩子在一夜之間，變成在他們的山谷中最受尊敬的人。

突然間，我的生命全面改觀了。我沒有所謂正常的孩提時代，沒有玩伴。相反的，尊貴的上師恭敬地照顧、服侍著我，因為我已經被確認是他們的上師轉世。由於孩童比成人容易適應新環境，我對於我的新生活感到很自在。我愛我的父母親，尤其是奶奶，雖然他們特別獲得暫時的允許，可以進入寺廟，但我要求他們不要來。人們認為這是我在前世就曾住過寺廟的另一個徵象。

從清晨到黃昏，我整天都在學習和禱告。在這種環境下，大部分時間我都是法喜充滿，安詳自在。我的老師都非常慈悲，善解人意，腳踏實地。他們不是如你所想像的那般頑固和拘謹，固然有時候顯得道貌岸然，他們是柔

軟、謙卑、仁慈、喜悅、笑臉迎人的出家人。不久之後，
我就已經沒有閒逛、瞎扯的衝動。我甚至不會想要四處張
望，能夠靜靜地一坐就是好幾個鐘頭。我先受沙彌戒，再
受比丘戒。一個月左右就要剃髮一次，並且過午不食。我
們的日子，依循日月的運轉。一直到十八歲，我才有緣見
到飛機或汽車。在離開寺廟之前，手錶可能是我所見過最
精密的現代科技產品了。

　　對我們而言，佛教不只是禪坐、研究或儀式而已，還
是一種日常生活和存在的方式。佛教認為一切生命的主要
本質是心，而心的本性則是清淨、安詳、圓滿的。心就是
佛。我們都知道，心只要不受外界環境和情緒的壓力，就
可以變得更安詳、開放、睿智、空靈。

　　在寺廟裡，我學習到放鬆「我執」的重要性。認為我
們和其他生命或事物都有一個堅實、永恆的實體，乃是一
種妄見。「我」是凡夫心虛構出來的概念，而非來自心的
真性。我執是妄想和煩惱之根、痛苦之因。這點是佛教精
神及特色的重心。你知道佛教有多麼極端嗎？因為佛教認
為，早在我們做壞事或說壞話之前，早在我們開始承受一
切生命所逃避不了的苦、病、老、死之前，心就已經在造
作苦因了。在佛教裡，一切問題都可以追溯到我執。偉大
的寂天菩薩（Shantideva）描述我們所執著的「我」為
「惡魔」：

　　　世間一切暴力、恐懼和痛苦
　　　都來自我執。

　　這個惡魔對你有什麼好處？

　　如果你不放下「我」，

　　你的痛苦將永無止期。

　　正如你不放下手中的火，

　　必然阻止不了火燒到你的手。

　　但如何放下「我」呢？對我而言，在我這麼幼小的年紀和這麼初期的訓練階段，不可能證悟我的真性。但在經歷不同的身心訓練中，我受到正念、慈悲、恭敬、觀想和正知見的啟發與鼓舞，因而逐漸放下在心理上和情緒上對於「我」的執著，也培養出更強大的內心力量、覺醒和曠達。當我的心被逐漸引進原有的安詳本性，而我也訓練自己安住在其中時，外界環境的紛擾就不像從前一般地影響我的情緒，也變得比較容易處理。經驗到心具有安詳和曠達的本性，讓我能夠治療生命中艱苦事件所造成的創傷，也得以在各種順逆環境中保持力量和喜悅。

　　十八歲時，由於西藏政治情勢丕變，我在兩位老師和八位朋友的陪伴下，翻山越嶺一千多哩，花了幾個月時間從西藏逃到印度。途中，從我五歲起就視我如己出的老師吉拉‧堪布（Kyala Khenpo），在一個高原深谷的聖窟裡，嚥下最後一口氣。剎那間，我了解到我已經變成一個孤兒、流亡者和無家可歸的難民。

　　最後我們終於抵達印度，一個富於智慧和文明的土地。幾個月來，我初次享受到樹蔭下的清涼，以及家居的溫馨安逸。在流亡印度的十萬西藏難民中，許多人因為食

物、水、氣候或海拔高度的改變而喪生。至於倖存者，日夜都思念著留在西藏的親人如何過著生不如死的日子。

在那段黑暗的日子裡，我唯一能夠藉以指引和安慰自己的，便是心中那盞佛教之光。如果一個問題有解決之道，也值得費心關照，我就會以安詳的心、曠達的態度、喜悅的心情全力以赴。如果問題解決不了，我就試著不燃燒自己，無謂地浪費時間和精力。不管是那一種情境，我都會嘗試放下情緒和僵硬的心態，不執著，不鑽牛角尖，不擔憂，以免情境惡化。寂天菩薩說：

> 如果問題解決得了，
> 何必擔憂？
> 如果問題解決不了，
> 何用擔憂？

自從我逃到印度以來，就不曾住進寺廟過僧團生活。但是西藏家鄉的寺廟，卻一直在我的心眼中保持鮮活的寧靜和喜悅的影像。在我小時候，無比睿智、慈悲的老師們那些溫和、慈祥的話語，仍然在耳中迴響。更重要的是，當時我所體驗到的曠達、安詳和力量，被我在生命中所遭遇的困境琢磨得更精煉、更明亮，有如冶煉黃金一般。那些影像、言語和經驗，一直是我生命中的指引明燈和治療力量，讓我安然度過痛苦、混亂和挫折。

平靜的心有如燭光，在它的庇護下，可以避開生命中的風暴，並為了接觸別人，必須送出開放和積極的光芒。

這兩個因素讓我得以度過艱困的時刻。我生命中的大悲劇，往往因而變成福報：它們顯示了佛法視生命如夢幻泡影的教理，揭穿了所謂的安全保護罩原是虛偽的。「放下我執」具有治療力量，並無可疑之處。

一九八○年，我移居自由富庶的美國。一般而言，平靜的心很難抗拒感官的快樂和物質的誘惑，其難度甚於接受痛苦的折磨。但是，佛教的訓練讓我在欣賞西方的物質繁榮之餘，更加珍惜童年謙恭、純樸和自然的佛教生命。同時，我愈欣賞佛教的修行生活，就愈能欣賞結合猶太基督教價值觀和西方物質繁榮所發展出來的信仰、慈悲和布施，從而豐富我的精神力量。生活在佛教智慧的光芒中，我能夠透過心的平靜性質，看到每一個情境的積極面，而不致屈服於消極面。這是治療之道的重心。

一九八四年，離鄉背井二十七年之後，我首度重回故鄉西藏。見到劫後餘生的親友，真是欣喜萬分；但獲知多少年來一直縈繞腦際的熟悉面孔，以及提供我治療力量的尊貴上師，大部分都已經去世之後，卻讓我傷心莫名。寺廟——我記憶中的學習場所，已經沈寂了幾十年，只見斷垣殘壁。最近，許多僧人已經開始返鄉重建寺廟，恢復修行生活。

他們大部分都可以接受不幸的際遇，不必藉著責怪任何人而獲得痊癒。

只要把自己的不幸歸咎別人，的確可以暫時覺得好過一些，但其後果卻是帶來更大的痛苦和混亂。不怨天尤人地去接受，才是真正的治療轉捩點。這是心的治療力量。

寂天菩薩說得好：

> 對那些被迫傷害你的人，
> 即使你無法生起慈悲心，
> 但他們（受瞋癡折磨得）已經痛苦不堪了，
> 你如何忍心對他們生氣？

　　在西藏，人們會請求上師給予精神開示和加持，或誦經祈福以治療他們的問題，或完成他們的世俗及精神目標。他們很少為了心理、社會或生理問題而尋求諮商。但在西方文化中，神職人員是一切生活問題的諮詢對象。我來到美國之後，朋友們一碰到難題，就會跑來問我的意見。讓我感到很驚奇的是，對於他們的大多數問題，我總是能提出治療的方案。其中祕密，並非我具備治療的技巧、療癒的技術或神奇的力量，而是我已經在佛教的智慧中接受過訓練，獲得治療我生命中痛苦情境的技巧。那種發現，啟發我以書的形式來呈現佛教對於治療的觀點和訓練方法。

　　這本書提供實務性的指導，幫助每一個人獲得內心的寧靜，治療焦慮、壓力和痛苦。這是我從佛教聖典和偉大上師所學習到的治療智慧。它已經變成我個人和許多朋友的最強大的治療力量。這些都是佛教中有關治療的教法，沒有摻雜我自己的聲音和觀念。

　　全書包含三部分。第一部分概述日常生活和禪修（治療）的必要成分。第二部分介紹治療心理、情緒、社會和

精神問題的特殊方法。生理問題是最難治療的，但往往也可以藉由培養內心寧靜、力量和正面能量（生理健康的最高泉源）的訓練而獲得解決。第三部分呈現幾種佛教的禪修方法，其目標不僅在解決日常問題，而且要喚醒我們本具的佛性，為我們自己和別人開啟佛心的無限治療力量。

本書取材自佛教的各種法門，尤其是兩部名著。第一部是篇幅短卻非常殊勝的《轉苦樂為覺悟之道》（Turning Happiness and Suffering into the Path of Enlightenment），作者是藏傳佛教寧瑪派的大喇嘛兼權威學者吉美・天培・尼瑪大師（Dodrupchen, Jigme Tenpe Nyima, 1865－1926）。第二部是第八世紀印度大乘佛教寂天菩薩的《入菩薩行論》（A Guide to the Bodhisattva's Way of Life）

最重要的，本書的一切治療智慧，都是受到我的上師吉拉堪布卓卻（Kyala Khenpo Chöchog, 1892－1957）所啟發的，他是我見過最仁慈、最睿智的人。在他的照顧下，我受到十四年如父子般的溫煦教養。書中如有任何錯誤，都是我的無明心所致，尚祈一切開悟的上師和慈悲的讀者原諒。

遵循書中的訓練方法去做，即能治療你的痛苦和問題，重拾生命的喜悅和健康。至少可以幫助你減輕痛苦和問題的程度，增加喜悅和健康。而且，從心的治療力量所產生的寧靜和能量，將可讓你更坦然地接受痛苦和問題，把它們當成生活的一部分，就好像我們歡迎晚上的黑暗是晝夜循環的一部分。

　　我希望本書幫助人們學習如何活得更快樂、更健康。任何人的心只要對治療的力量開放，就可以因本書而獲益，不一定要成為所謂的佛教徒。不過，書中雖然提供了各種練習方法，卻不表示可以取代傳統的治療。畢竟適當的藥物、行為、飲食和運動，仍是治療的要件。

第一部

治療之道

心的真正性質是安詳的。
藉著學習如何放下不必要的憂慮和痛苦,
我們讓喜悦有機會閃耀。
情緒是可以轉化的,喜悦不僅唾手可得,
更是我們的權利。
我們不應讓憂慮宰制。

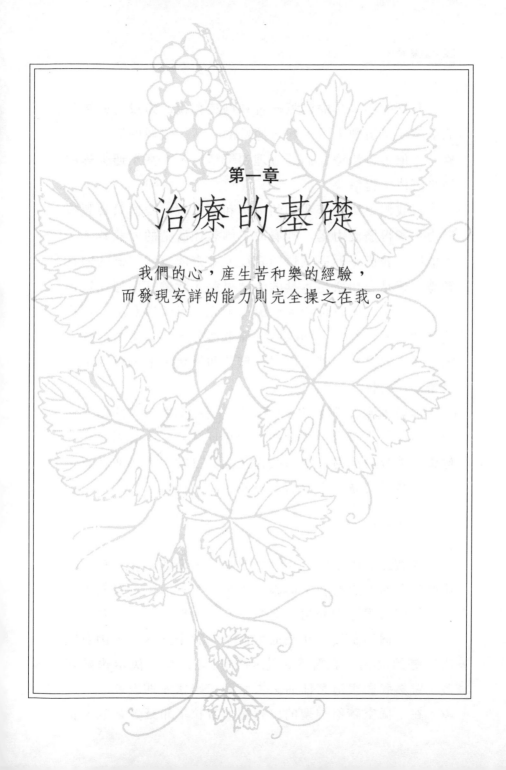

第一章
治療的基礎

我們的心，產生苦和樂的經驗，
而發現安詳的能力則完全操之在我。

我們的心，具備治療痛苦和創造喜悅的力量。如果我們能夠使用這種力量，配合適當的生活、積極的態度和禪修，不但可以治療我們的心理和情緒痛苦，甚至連生理問題也可以獲得解決。

當我們堅決執著我們的欲望和憂慮時，我們只會製造壓力，變得筋疲力竭。唯有放下佛教徒所謂的「我執」，才能開啟我們平靜而覺悟的真性。本書能喚醒我們的內在智慧，這是一切眾生本具的治療泉源。就像打開通往這種智慧的門，我們可以帶進治療的陽光、溫暖與和風。這種能量的來源，有待我們隨時去探取與分享；這是每一個人與生俱來的權利，甚至可以在痛苦和變化多端的世界中，帶給我們喜悅。

佛教聖典中所論及的智慧，主要以證悟為目標。然而，精神的修行也可以幫助我們在日常生活中發現快樂和健康。佛教廣泛討論如何改善我們的日常生活，並在這個世界上活得安詳、喜悅而有利益。

治療的效用

佛教提倡以了解一切事物的真相，來放鬆我們在生活中所製造的不必要和不健康的緊張。我看過許多實例，證明心具有治療心理和情緒問題，甚至生理疾病的力量。

有一個例子發生在我的生命中。我十八歲時，因為政治局勢的混亂，我親愛的老師吉拉堪布和我決定逃離西藏，雖然我們很清楚即將失去家園、國家、朋友和生活保障。在一個空曠但神聖的山谷裡，吉拉堪布死於老病。他

不但是一位仁慈而開悟的老師，也是從我五歲起就像父親般照顧我的恩人。這是我一生當中最悲傷、混亂的時刻。然而，由於對無常的了解，讓我更容易接受事實。修行讓我得以保持冷靜，而佛法的智慧之光讓我更能看清未來的生命。換言之，認清事情的性質，接受它，進而利用我學習到的力量來源，幫助我輕易地從我的失落中獲得治療。我們知道，治療過程的三個基本步驟是：承認有困難和痛苦；接受它們；培養正面的態度。

我的另一個老師普舒喇嘛（Pushul Lama）年輕時一直有心理問題。十幾歲的他有暴力傾向，家人必須把他綁起來，免得他傷害別人和自己。透過治療性的禪修——主要是慈悲觀——他治療了自己，後來並成為偉大的學者和老師。今天，我不知道有誰比他還快樂、安詳和仁慈。

我住在西藏的時候，以禪修和正確態度來進行生理的治療，是日常生活中的普遍現象。因此，現在每當人們問及有關生理治療的例子時，我難以選擇說哪個故事才好。對來自西藏的人而言，大家都認為心可以治療身。心引導身體上的氣——這就是關鍵所在。治療成功的例子太多了，在我還小的時候，從未特別留意。然而，我知道最近有一個令人不可思議的例子，雖然從佛教的觀點來看，這例子並無驚人之處。

幾年前，這一世的大成就者杜竹千仁波切（Dodrup-chen Rinpoche），在不丹的窮鄉僻壤旅行時，突患盲腸炎。不丹的一位資深部長安排直昇機把他送到醫院。醫生擔心他的盲腸會破裂，帶來劇痛。他卻不顧醫師的強烈

忠告，拒絕開刀，利用禪修和念咒治好自己。

任何人都能獲益

以禪修來治療如此嚴重的疾病，其能力完全決定於一個人的信賴程度和修行功夫。當然，如果我們的盲腸快要破裂時，大多數人都會樂於接受手術。我提到這個真實的故事，只為了說明心的力量，而且人們都想保持身體健康。在我們當中，精神上的大師畢竟屬於少數，但每個人都能從禪修和積極的態度獲益。就從當下開始，我們有可能活得比過去快樂、健康。

雖然生理疾病是本書討論的主題，但撰寫本書的主要動機，是要讓它成為處理日常情緒的手冊。對我們大多數人而言，這是最佳的起點。如果我們能夠學習知足常樂，福報自然隨之而來。

本書的觀點和禪修方法，主要來自寧瑪派的教法，這是西藏佛教最古老的教派，可以追溯到第九世紀。它融合了三個主要的佛教傳統：小乘、大乘和金剛乘。不過，你不必一定要成為佛教徒才能使用這本書；不幸的是，許多人卻把佛教當成釋迦牟尼佛這位歷史人物所宏揚的宗教，其目的只在利益佛教徒。

佛教是世界性之道，其宗旨在體悟佛性。依據釋迦牟尼佛本人的說法，在他出生之前，已經有無數的人證悟佛性。過去、現在和未來，十方世界都有佛教、佛法和佛陀。二千五百多年前，釋迦牟尼佛確實宏揚了後世稱為佛教的教法。釋迦牟尼所教導的佛教，是佛法許多面貌中的

一個，但不是唯一的一個。人們只要心能夠開放，就可以從大自然聽到真正的道——佛教徒所謂的「法」。《法集經》（Dharmasamgiti）說：「內心安詳的人，即使佛陀不在世，也可以從天空、牆壁和樹木聽到法。內心清淨的求道者，教法將如其所願顯現。」

　　佛教承認全世界人類的文化和修行、出生背景和個性都彼此不同。許多文化和宗教都有治療的傳統，提供解決痛苦的方法。即使是在西藏，佛教也有各種派別。法門不同是好的，即使有時候因為人們的根器不同而在表面上似乎彼此矛盾。整體目的是在適合個人的需要。

禪修、心與身

　　透過禪修來治療，並不侷限於某一個宗教信仰。今天，許多接受傳統西方醫學訓練的醫生，都推薦以古老的禪修方法做為恢復和維持身心健康的途徑。這些法門很少提到佛教徒所謂的真性或大開放的經驗；反之，卻強調觀想和積極態度、積極能量的培養。在許多情況下，起因於心理壓力，並因而惡化的高血壓，特別可以藉由這類替代性治療方法獲得改善。有些醫生則推薦把注意力集中在肌肉緊繃的部位，然後有意識地放鬆這些肌肉，就可以達到舒緩和放鬆的效果。這種技巧類似佛教的修行法門：承認某個問題的存在，然後放下對它的執著。

　　治療如果能夠輔以精神信仰或禪修經驗，則效果最大。哈佛醫學院的哈伯・班遜（Herbert Benson）醫師是放鬆反應論（Relaxation Response）的創始人，他

寫道：「如果你真正相信你的個人哲學或宗教信仰——如果你把心和靈都奉獻給你的世界觀——你確實可以獲得意料之外的身心利益。」

耶魯大學的外科醫師伯尼‧席格爾（Bernie Siegel）教授，描述禪修的若干利益：「禪修可以降低血壓、脈搏和血液中的壓力荷爾蒙。它能改變腦波的模式，減低興奮的程度……也能提高痛閾，降低生物老化。……總之，它能減低身心的疲憊，幫助人們活得更好、更長壽。」

許多記者，如比爾‧莫怡斯（Bill Moyers），很早就注意到身心對健康的關係。在根據美國公共電視網（Public Broadcasting System）系列節目所寫成的《身心桃花源》（Healing and the Mind，張老師文化公司出版）一書中，莫怡斯在導論中表示：

　　我想，我長久以來一直對身心的關係感興趣，而我卻生長在一個把兩者截然劃分的文化中。……可是在這個身心被分離的世界裡，每天的日常話語都是把身心視為一個整體的。「伯朗太太一定是死於傷心過度的——在她丈夫去世之前，她從未生過病。」我的父母談到我們那位雜貨商朋友時，說他「憂心成疾」。早在諾曼‧柯辛（Norman Cousins）出書描述他如何因為看馬克思兄弟公司（Marx Brothers）製作的《誠實照相機》（Candid Camera）電影和錄影帶而治療重病之前，我的叔父卡爾就已經相信大笑

可以減輕疾病。

近年來，西方醫學已經開始深入探討身心科學，並檢視心、情緒和健康的關係。一九七○年代，研究者發現所謂「神經傳導素」（neurotransmitters）的證據——腦部會發出和接收傳導訊息的化學物質。某些稱為腦內啡（endorphins）和腦啡肽（enkephalins）的神經傳導素，扮演著「自然止痛劑」的角色。其餘的神經傳導素則關係到某些心態，如憤怒、滿足或心理疾病。

目前學者還在持續研究腦部、神經系統和免疫系統之間的生物性關係。雖然西方醫學不是本書的主題，這個領域的發現還是非常有趣。有關身心科學的新證據，總是受到歡迎的，而且能裨益許多人。然而，研究背後的基本觀念實際上是非常古老的。早在現代分子生物學理論提出之前，數世紀以來，佛教就已經相信心的重要性。

西藏醫學的精神治療法

佛教認為心產生治療的能量，固體而穩定的身則給予這些能量呈現的基礎，並加以集中和強化。西藏醫學的主要典範是《四部醫續》（Four Tantras, Gyud zhi），西藏人視之為伏藏（mystical revelation, terma），於十一世紀由惹哇‧龔榭（Trawa Ngonshey）所發現。依據這些古老的醫典，一切身心疾病的根源是對「我」的執著。從我執所產生的心毒是貪、瞋、癡。

身病可分為三大類：

　　由貪引起風大或能量不調，一般都是集中在下半身，屬於寒性。

　　由瞋引起膽汁不調，一般都是集中在上半身，屬於熱性。

　　由癡引起黏液不調，一般都是集中在頭部，屬於寒性。

　　貪、瞋、癡這三個分類，以及跟它們相關的溫度屬性，在今天仍然很有用，可以依據個人的情緒狀況和性質，來決定哪一種禪修法門最有幫助。

　　根據西藏醫學，身心健康的最佳藥物是活得安詳、無憂無惱、放下我執。

　　本書提到好幾遍的「我」，到底是什麼東西呢？佛教對於「我」的觀點，有時候很難讓外人了解。雖然禪修時可以不必知道「我」是什麼，但有關「我」的基本了解，將有助於進行本書後面提到的治療練習。

　　當我們提到偉大的真理時，往往言語道斷。在日常用語中，談到「我自己」和「你自己」是十分自然的事，也沒什麼壞處。我想大家都可以同意，了解自我是好的，自私則會讓我們不快樂。接下來讓我們進一步探討佛教對於「我」到底有什麼更深入的看法。

我們爲什麼受苦

　　我們的心，產生苦和樂的經驗，而發現安詳的能力則完全操之在我。心的真性，其實是安詳而開悟的。任何人只要了解這一點，就已經踏上智慧之路。

佛教以絕對真理和相對真理為中心。從絕對真理（第一義諦）的角度來看，心和宇宙的真性是開悟、安詳、圓滿的。藏傳佛教寧瑪派以「心的真性」來表示「覺醒和開放的統一」。

相對真理（世俗諦）認為在整個日常生活中，亦即在變動無常的生死輪迴中，人們在這個世界上所經驗到的，無非是苦、無常和迷惑，因為真性已經被我執所產生的習氣和煩惱所遮蔽。

在西方思想中，「我」通常是指人格我，或「我、受格的我、我所有」的自我意識。佛教涵括各種意義的我，更把「我」當成我們執著以為是真實存在的實體──任何現象或事物。「我」可能是另一個人的我，桌了的我，金錢的我，觀念的我。

如果執著這些，我們即是在以對立的方式經驗它們：一個主體執著另一個客體。這時候，心開始起分別，把各種事物加以分離並貼上標籤，譬如說「我」喜歡「這個」，或「我」不喜歡「這個」。我們也許會想，「這個」是好的，執著就產生；或「這個」是不好的，痛苦就尾隨而來。我們也許會渴望我們缺乏的東西，或恐懼我們已經有的東西，或因為失去它而感到沮喪。當我們的心因為這些思緒而繃得越來越緊，我們就會感覺越來越興奮或痛苦，這就是苦的輪迴。

因為我們的「相對」心或凡夫心在作祟，我們就執著自我為堅定固實的。然而，自我只是一種幻影罷了，因為輪迴經驗的一切都是短暫、改變和不斷壞滅的。我們的凡

夫心把自我當成真實存在的獨立實體。但從佛教的觀點來看，自我並不真實存在。它不是固定或堅實的，而只是由心貼附上的一種指稱。自我也不是獨立的實體。佛教認為一切都互相依存，因此一切都沒有真正獨立的品質或性質。

　　在佛教裡，因果律稱為「業」。每一個動作都會產生相應的影響力（果）；一切都是相互依存的。種子長成綠芽，然後長成樹，然後長成果實和花，花果又生產種子。這是非常簡單的因果例子。最偉大的大乘形而上學作家世親（Vasubandhu）說：「由於業（種子），不同的世界就因而產生了。」

　　執著產生負面的業——負面的傾向和習慣。但並非一切的業都是負面的，然而有些人誤以為如此。我們也可以製造正面的業，這就是治療的關鍵所在。對於自我執著不放，就會產生負面的業。正面的業放鬆那種執著，當我們放鬆時，就可以發現我們平靜的中心，並變得越來越快樂、越健康。

我們都是佛

　　佛教徒相信一切眾生皆有佛性。在我們的真性中，我們全都是佛。不過，我們的佛性卻被源自我執的業力所遮蔽了，就好像太陽被雲遮住一般。

　　一切眾生的真性都是同樣圓滿的。我們知道，當我們的心自然、放鬆，並從使我們懊惱的心理或情緒壓力和情境解脫時，我們就會經驗到安寧。這證明無雜染的心性是

安寧的、不痛苦的。雖然真性就在我們心中的這種智慧被煩惱所遮蔽了，但它仍然是圓滿清淨的。大乘佛教中觀學派的創始人龍樹（Nagarjuna）寫道：

> 地裡的水不受污染。
> 同樣情形，
> 煩惱中的智慧也不受污染。

　　龍樹把「安詳與自在」稱為我們自己的「無上界」，只要我們能夠體證，它隨時都在我們自身之中：

> 在孕婦的子宮內，
> 雖然有孩子，我們卻看不見。
> 同樣情形，我們看不到自己的「無上界」，
> 因為它已經被煩惱所遮蔽。

　　安詳就在我們自身之內；我們不必往外尋找。利用佛教徒所謂的「方便法門」（包括禪修），我們就可以發掘這個無上的神聖殿堂。對於這個「大開放、心與宇宙合一」的無上界，龍樹如此描述：

> 如同攪動牛乳，
> 它的精華（牛油）就會純潔地呈現，
> 只要淨化煩惱，
> 「無上界」就會純潔地顯現。

如同瓶中的燈顯現不出來，
我們也看不到被包裹在煩惱瓶中的「無上界」。
只要在瓶子的任何部位挖一個孔，
燈光就會從那個部位發射出來。
當煩惱的瓶子被金剛禪定所摧毀，
光立刻射發到無邊的虛空。

釋迦牟尼佛在《亥金剛》（Haivajra）中說：

眾生的自性就是佛，
但他們的自性卻被偶然出現的煩惱所遮蔽。
當煩惱淨化之後，
眾生自己就是佛。

　　佛性就是覺悟，就是「無我」。它是全體的、永恆的、普遍的安詳、開放、無我、一體和喜悅。對大多數人來說，完全體證覺悟的景象，是非常陌生而難以理解的。本書目的不在超越自我，不在完全覺悟，只是要稍微放鬆我們對於自我的執著，變得更快樂、更健康。即使如此，了解何謂完全開放和一體，還是有幫助的。

　　「瀕死經驗」的故事可以提供我們智慧。許多有過瀕死經驗的人都提到，他們會經過一條隧道，並且碰觸到一道白光，給他們極樂與安詳的感覺。但是，光並非與那種經驗有所分離。光「是」安詳。他們是光。一般人看到光，都有主客的對立；但他們經驗的光卻非如此，光、安

詳、人三者是一體的。

在某個瀕死故事裡，有一個人提到他回顧了自生至死所發生的每一件事——不是一件事接著一件事，而是整個生命同時呈現。他不僅是以眼睛看，或以耳聽，或以心感；他能夠清晰而全然地覺察到看、知和感覺，三者之間毫無區別。在這個個案中，一切區限都消失了，只有一體感。由於是一體不二，所以沒有痛苦或衝突，因為只有多於一個以上時，才會有衝突存在。

佛教徒對於此類經驗會特別感興趣，因為它們可能是「法性光明中陰」的瞥見。所謂法性光明中陰，就是死後的過渡期。對於真理如果有某種體悟的人，在這個期間將超越一般的空間、時間和概念。此類故事不僅是有關死亡的經驗而已，還告訴我們可能在活著時就可以發生的覺悟經驗。

覺悟的心，其實並非像一般人所認為的那麼遙不可及。開放性就在我們的內心之中，雖然我們也許無法隨時認出它。在生命中的某些重要時刻，或甚至日常生活中的驚鴻一瞥，都可以經驗到它。我們不必等到接近死亡。雖然瀕死故事可以發人深省，也很有趣，但覺悟不只是某一個故事而已。它不是「這個」經驗，也不是「那個」看待或存有的方式。完全的開放性，已經脫離「存在」和「不存在」的極端；它不是「既存在又不存在」，或既非「存在」又非「不存在」。換言之，完全的開放性，是「言語道斷，心行處滅」的。

治療之路

覺悟是一體性，超越對於自我的執著，超越二元性，超越苦樂，超越善惡業。不過，當我們談到治療的時候，誠如本書目的一般，就沒有必要太關心覺悟的問題。體悟我們心的真性是最究竟的治療，但凡夫心也具有治療的力量。我們可以使用日常的二元心來幫助自己。本書的大部分訓練，都採用這種日常切入的方式，讓我們變得越來越放鬆，越來越快樂。

因此，我們的目標只是要從負面走向正面，從病痛走向療癒。如果在當下我們已經處於正面的心態，就要學習如何維持和欣賞它。我們越放下執著，就會感覺比以前更好。

在迢遙的旅程中，我們也許想把最終目的地牢記在心，但最好是偶爾抽出一天的時間來規劃，沿途則可以放下。如果我們要放鬆對於自我的執著，千萬不可以太猛烈。採取溫和的手段會比較好。不管我們採取什麼步驟，即使是小小的一步，最重要的是欣賞那些小步伐；如此，它們就可以變得強而有力。我們必須一直欣賞我們有能力做的事，不要懊惱還沒有做的事。

多一點點開放，多一點點正面，多一點點放鬆。這些就是本書的目標。如果我們還是禪坐和精神訓練的新手，就必須務實一點，運用我們對於自己的了解來看清應該走的正道。當我們保持開放的態度時，特定的治療禪修就可以幫助我們在修行路上快速前進。最上乘的嚮導，就是我

們內心的智慧。我們並不被限制只能用少數幾種禪修方法。相反的，生命中的一切，包括思維、感覺、日常活動和經驗，都可以變成治療的方法。

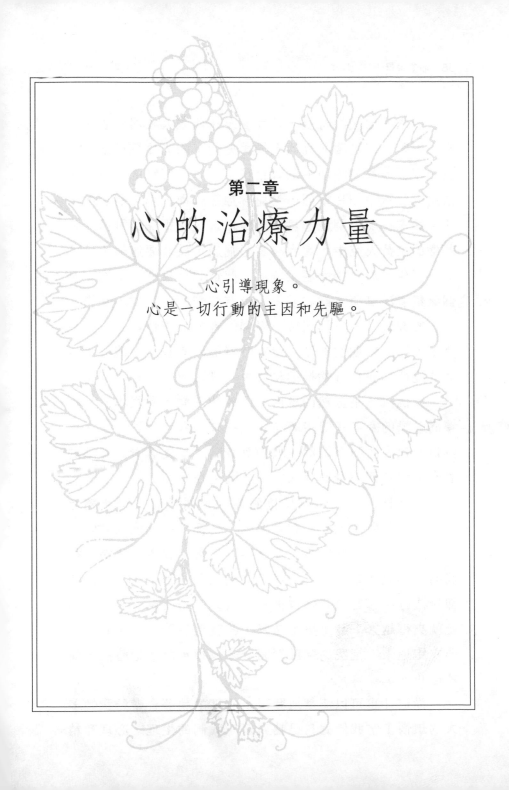

第二章

心 的 治 療 力 量

心引導現象。
心是一切行動的主因和先驅。

　　我六、七歲的時候，常和朋友在西藏人牧居的廣袤草原上遊戲。這是藏北高原上最美麗的、陽光燦爛的夏日。放眼望去，都是綠油油的青草毯子。爭妍鬥艷的鮮花嬌翠欲滴。空氣中一片寧靜，鳥兒翱翔在四周，唱著甜美的歌聲。蝴蝶在風中翩翩起舞。蜜蜂忙著從花中採集甘露。在莊嚴的湛藍天空中，處處有雲彩飛過，試著要遮蓋大地的天香國色。清風拂面溫柔婉約，此情此景只應天上有。整個氣氛清淨無瑕，詳和安寧，沒有絲毫的污染或不和諧。唯一的聲音是大自然甜蜜、溫馨的音樂。事情都是自然地發生，沒有限期的催促。沒有時鐘的滴答聲規限我們；生命的旋律就在日月輪換的軌跡中，日出而作，日入而息。

　　整個氣氛是全然的自由、開放和安詳。我根本不去想凜冽嚴酷的寒冬正等待著向我們撲來。我在大地母親永遠熱情而包容的腿上翻滾，或赤腳奔馳，享受著青翠草原的香吻。我整個的身心存在，完全陶醉在喜悅的經驗中。

　　突然間，我的右腳感覺到痛，整個身體痛得蜷縮起來。當時我所感覺到的和見到的，全都轉換成痛的經驗。一開頭，我並不知道發生什麼事。接著，我聽到嗡嗡聲從我的腳那兒傳來。一隻大黃蜂被夾在我的腳趾中間，但我卻無法打開腳趾把黃蜂放出來。黃蜂叮得我越重，我的腳趾就夾得越緊；腳趾夾得越緊，我就越痛苦。最後有一位朋友跑過來，把我的腳趾掰開，才放掉黃蜂。這時候，痛才停止。

　　從這件事可以清楚地發現，心理的執著會帶給我們多大的煩惱！當我們對自己越執著，我們的生理、心理和精

神痛苦就越會增加。在混亂中，我們會變得越來越執著，因而推動痛苦的輪子持續轉動不已，這便是輪迴世界的樣子。即使當我們對自己感到滿意，痛苦都可能隨時來臨。因此，我們常常會緊緊抓住我們所擁有的一切，唯恐失去。

大乘佛教哲學說，我們盲無目標地在這個世界流浪，對於能夠讓我們解脫的內心力量茫然無知。我們的心構建貪瞋癡，而我們就像醉漢一般，跟著貪瞋癡的曲子狂舞。快樂稍縱即逝，痛苦卻附隨我們，形影不離。人生就像一場夢魘，只要還認為夢是真實的，我們就是它的奴隸。

為了醒過來，我們必須將雲霧清除出心的真性外。許多世紀以前，一位印度王子悉達多喬達摩，放棄王位，在長時間的深入禪定之後，悟證了人生的實相真理而成佛。梵文的「佛」字，意思是「覺醒」。我們也可以醒過來。治療的過程，便是對於我們自心的力量有所覺醒。

心是主要的因素

我們要像醫生一般，診斷疾病，祛除導致問題的原因，對症下藥。唯識宗的創始人無著（Asanga）說：

> 正如醫生必須診斷疾病，祛除病因，
> 獲得健康的快樂，使用適合的藥物；
> 痛苦必須加以辨認，苦因必須棄絕，
> 滅苦的藥方必須使用，苦就可以寂滅。

　　在佛教中，診斷和藥方涵括在四聖諦：苦諦、集諦、
滅諦和道諦。修道是我們能夠做的選擇。即使在處理日常
問題的當下，我們都可以改善自己的生命。心是其中關
鍵。透過如法的引導和訓練我們的心，我們可以經驗得到
治療的力量。《法句經》（Dharmapada）說：

> 心引導現象。
> 心是一切行動的主因和先驅。
> 如果人們以殘酷的心來說話或行動，
> 痛苦就跟隨著來到，一如車隨馬行。
>
> 現象被心所引導。
> 心是一切行動的主因和先驅。
> 如果人們以清淨的心來說話或行動，
> 快樂就跟隨著來到，一如影隨著形。

　　真實和永恆的快樂，不是來自物質或外界的環境，而
是透過心的滿足和力量。杜竹千寫道：

> 智者知道一切快樂和痛苦都決定於心，因此他們
> 會從心尋求快樂。因為他們明瞭我們自身就具足
> 快樂的原因，他們不倚賴外界的來源。如果我們
> 有這種體悟，不管碰到的問題是來自有情眾生或
> 無情世界，都不會受到傷害。而且，心的這種力
> 量，也將在我們死亡的時刻陪伴著我們，提供給

我們安詳與快樂。

　　心的真正性質是安詳的。藉著學習如何放下不必要的憂慮和痛苦，我們讓喜悅有機會閃耀。它完全決定於我們的心。佛教徒相信，情緒是可以轉化的，喜悅不僅唾手可得，更是我們的權利。我們不應讓憂慮宰制。「放下」是大家耳熟能詳的方式，並非某個宗教或哲學所特有的殊異態度。誠如《新耶路撒冷聖經》〈德訓篇〉第三十章第五節（New Jerusalem Bible, Eccles. 30: 5）所說：

> 不要使你的心靈沈陷在憂愁裡，
> 也不要因無謂的思慮而自尋苦惱。
> 心中喜樂是人的生命，
> 是聖德的無盡寶藏；
> 人心愉快，可享長壽。
> 對你的靈魂要有愛情，
> 又要悅樂天主，克制自己，
> 以上主的聖德，安慰你的心，
> 使憂愁遠離你。
> 因為憂愁害死了許多人，
> 憂愁對人毫無益處。
> 嫉妒和忿怒，能使壽命縮短；
> 苦心積慮，使人未老先衰。
> 心中喜樂而善良的人，
> 必殷勤做好自己餐桌上的食物。

（編註：此段譯文引用思高聖經學會譯釋之聖經版本）

如何活在世間

　　有些人認為，佛教是那些為達到快樂境界而離羣索居的人的宗教。這完全不是對佛教的正確描繪。佛教徒是全心全力投入生命的。治療之道並不排除困難和問題；事實上，它是擁抱著它們，當成是體悟我們真性的途徑。

　　我們可以採取務實的策略，來處理表面上似乎是完全負面的問題。如果我們處在痛苦的情境下，就必須承認它，與它和解，並且這麼想：「有點糟糕，卻還好。」如果我們不歇斯底里地面對這個情境的話，就不會做負面的聯想，它的衝擊將慢慢減小，因為生命中的一切遭遇都是無常的，遲早總會過去。了解這一點，我們就可以平靜地踏上治療的下一步，並有信心不會讓外境擊敗我們的內心智慧。

　　佛教認為，究實而言，情緒既非善亦非惡。我們必須接受並歡迎我們的一切感覺。同時，我們不可以讓狂亂或毀滅性的情緒所控制。如果我們很容易產生貪愛、執著、混亂或仇恨，最好想想「我該做些什麼」，而非「我要做些什麼」。進入治療之道時，我們必須強化我們的發心，必須讓我們的心指導情緒。

　　如果依靠身外物作為滿足的最終來源，我們將會覺得自己好像乘坐在滿意和失意的雲霄飛車上。執著使我們變成苦樂變化無常的輪迴之輪的犧牲品。當我們放下自我，並發現真實安詳的中心時，我們就會恍然大悟，並没有那

麼必要執著善和惡、苦和樂、彼和此、「我」和「他們」的概念。許多宗教和哲學都強調，不可以過分認同自我。著名的印度教經典《奧義書》（Upanishads），把這種自我認同比喻為陷阱：「只要想著『這是我』和『這是我的』，人們就與他的自我綑綁在一起，就好像鳥被羅網困住。」

留意我們自己和他人的真正需要，是發現和平的途徑；為了達到這個目的，我們必須經常涉入世間。掙扎不必然是壞事，我們可以學習把生命中的掙扎看成是有趣的挑戰。不過，我們必須承認，在追求任何目標的時候，不管追求的是世俗的或精神的目標，執著將耗盡我們的一切精力，把我們困在自私之中。當我們知道生活的真正需要，就比較容易產生平衡的生活。

人生的要務是什麼？

食、衣、住、健康、關懷和教育都是維持實貫人生的要件。我們是人類社會的一分子，必須彼此尊重，也必須尊重助益他人的基本需要和機構。除此之外，外界的東西，沒有哪一樣值得我們花費時間、安寧、精力、智慧這些生命的偉大禮物。其他的生活物品，大多數都只是滿足我們的貪心、崇拜，以及突顯我們的自我、緊縛我們的執著的工具而已。當我們累積世俗的快樂時，就會加強我們追求更多世俗快樂的欲望。《普曜經》（Lalitavistara-sutra）說：

你對於欲樂的欣悅，
將像飲用鹽水一般，
永遠無法帶來滿足。

　　富人和窮人一樣受苦，因為外在的憂慮來自欲望。即使是億萬富翁也有憤怒、絕望、沮喪的苦。他們很少享有真正的安寧與和平，只是憂慮現有的會失去或如何獲取現在所沒有的。他們不能欣賞自己，活著只是為了那些吸引或奴役他們的東西。賺錢本身並不會產生痛苦；把自己的生命交給外在的財物，才是扼殺喜悅與安寧的劊子手。

　　同樣情況，窮人也被生存的掙扎所困住。他們甚至不敢享受他們所僅有的那一點點東西，因為害怕引來更多的痛苦。德蕾莎修女接受諾貝爾和平獎時，說了這個故事：有一次加爾各答的修女領養一個孤兒，給他一塊麵包。小孩子吃掉一半，不肯再吃剩下的一半。問他為什麼不吃，他回答：「如果我把整塊麵包都吃了，下一塊麵包要從哪裡來呢？」經過一再保證他會有更多的麵包之後，他才吃掉剩下的那一半麵包。

　　儘管現代文明進步、物質發展，許多人仍然無法過有意義的生活。不管我們是富人、窮人或中產階級，都必須小心翼翼地切勿因過分看重物質快樂，以致犧牲了我們的真性。如果我們把全副精神都花在思慮世俗的東西和如何贏得更好的食物、更大的房子、更多的金錢、聲望和肯定等外物，我們將喪失最寶貴的東西。

　　我們把注意力集中在與我們毫不相干的每一件事物上

——離我們的真我越遠的，我們就認為越重要。我們把財物和身體看得比心靈重要，把外表看得比健康重要，把工作看得比家庭生活重要。我們認同身體，卻把心靈看成身體的工具——誠如有人開玩笑地說，心靈是「大腦的黴菌」——我們把自己從快樂的真正來源切斷了。我們為自己的家庭積聚財物，卻不照顧我們的心靈和身體，然而家庭生活最重要的條件是快樂的心靈和健康的身體。

我還住在西藏的時候，有一次一位我認識的人正在劈柴，不小心用斧頭砍穿他的新鞋子。很幸運的，他的腳並未受傷。但在像西藏這麼貧窮的國家裡，皮革相當昂貴。他天真地說：「如果我沒有穿鞋子，受傷的會是我的腳，腳總是會痊癒的。太糟了！被砍穿的卻是我的新鞋子，它永遠補不好的！」這種看待事物的方式很可笑。但人們總是把物質擺在第一位，身體第二位，心靈第三位，完全是本末倒置。

雖然我們也許會說：「我想要安詳和強壯。」但我們真正看重的——並得到回報的——卻是野心、進取，藉此去獲得我們的物質需求，而非滋養我們內在力量的身心平衡或寧靜。雖然我們聲稱工作是為了擁有一個快樂的家，我們花在工作上的時間和精力，卻多於跟家人營造家庭生活。

我們像蜜蜂般地活著，蜜蜂把全部生命都花在採蜜上，最後卻把蜜拱手給了別人，享受不到自己辛苦一生的果實。我們把賺得的錢——以及它所買來的虛張聲勢的生活方式——看得比工作目的還重要，沒有考慮到工作是否

對我們自己和別人有益。我們不惜犧牲寶貴的生命來賺錢，到頭來卻藉著喝酒來紓緩工作壓力，甚至罹患各種潰瘍。金錢已經變成許多人的主人、意義和終極目標。

如果我們試著修心以改善我們的態度和素質，現代社會就把我們貼上自私、不實際和懶惰的標籤。會受到高度讚賞的，是在物質上具有生產力的人，而非精神之道的追求者。如果我們留在家裡，關照生命的中心和殿堂，人們就會把我們看成無能的、業餘的、無一技之長的。家已經被剝奪掉一切功能，變成汽車旅館、打發晚上時間的地方而已。

必須有所捨，才能有所得。我們怎麼能夠為了體驗充滿問題的生命，而喪失寶貴的、安寧的中心與快樂的生活？在現代世界裡，不僅升斗小民，甚至許多精神大師，都覺得被迫去追求現代的物質文化。一個古老的故事，傳達了這種情境的諷刺局面：

從前在印度，預言家預測七天內將有一場豪雨，誰喝了雨水就會變成神經病。降雨的時候，國王因為貯存足夠的清水，所以沒有變成神經病。但老百姓很快就用完了清水，一個一個變成神經病。他們立刻開始指謫國王是神經病。因此，國王為了瞭解他的百姓，並且和他們以同樣的方式去感覺，就喝下雨水，跟他的子民一般地變成神經病。

我並不是說我們可以或必須忽略現代生活的體系。基本需要如果得不到滿足，我們是無法活下去的；我們必須務實並尊重大眾的觀點，這是很重要的。但我們必須如實

地觀照每一件事情。我們應該了解我們是誰，我們站在哪裡，真正有價值的是什麼，如何活在世界上。

如果我們漫不經心，讓執著心變得僵硬而緊張，我們的不良習慣就會吃掉我們的安寧感。《自說經》（Udanavarga）說：

> 從鐵生出銹，
> 銹吃掉了鐵。
> 我們造惡業，
> 因業力牽引，
> 將墮落地獄。

一件發生在我早年逃亡生涯中的小事，讓我終身難忘。我和若干朋友抵達卡林邦（Kalimpong），這是印度喜馬拉雅山腳下的一個美麗城鎮。我們在一個小山丘上的寺廟旁邊，停下來煮菜，因為我們已經人疲馬乏，飢腸轆轆，卻又阮囊羞澀，不能上館子。

我去尋找石頭和木柴做爐灶。走到山的另一邊時，我看見一位七、八十歲的老和尚，臉大大的，眼睛細細的卻閃爍著光芒。從他的圓臉和高顴骨，我判斷他是來自蒙古的喇嘛。他坐在一棟老房子背後的矮小房間內，門窗敞開著。房間的面積有八呎見方。就在那個小房間內，他禪坐、閱讀、煮東西、睡覺、與別人交談，整天盤腿坐在同一張牀上。牆上供著小佛龕，擺些法器和經書。他的牀邊有一個非常小的餐桌，也充當他的書桌。桌子旁邊是一個

小小的煤炭爐，用來煮簡單的食物。

　　他露出仁慈而喜悅的微笑，問我：「你在找什麼？」我說：「我們剛來到這裡，我正在找燃料和做爐子的東西，好煮個茶。」他以安慰的語調說：「我這裡沒有多少東西可以吃，但何不跟我一起分享我正在準備的食物？」我謝謝他，卻婉拒了他的好意。我的朋友還在等著呢！然後，他說：「稍待一會兒。我就快煮好了，你可以借我的爐子，爐裡有足夠的煤炭可以讓你煮茶。」

　　我被我所看到的嚇到了。他很老，似乎連照顧自己都很艱困。不過，他的小眼睛卻充滿仁慈，優雅而莊嚴的臉龐充滿喜悅，他開放的心充滿與人分享的渴望，他的心是寧靜的。雖然他和我素昧平生，卻把我當成老朋友一般地講話。一種刺痛般的幸福、安詳、喜悅和驚訝感覺流遍我全身。我覺得由於他的心理性質和精神力量，他就像是世界上最富有、最快樂的人，光芒四射。不過，就物質世界而言，他是無家可歸的，沒有工作，渺無希望。他沒有儲蓄，沒有收入，沒有家庭的支持，沒有社會資源，沒有政府的支持，沒有國家，沒有未來。最難堪的，他是流落異邦的難民，甚至無法跟本地人溝通。即使是在今天，每當我想起他，都會讚嘆不已地搖頭，由衷激賞他的一切。我必須補充說明，在我遇見的人們當中，他並非唯一具有那種情操的人。平凡而偉大的心靈比比皆是。

踏上治療之路

　　放鬆我們對於自我的執著，可以帶給我們心理的寧

靜，如此一來，什麼都傷害不到我們。即使我們在受苦，正確的態度將幫助我們更輕鬆地度過我們的情緒。禪修的目標在強化我們的心靈，如果想從中得到利益，必須一開始就以毫無成見的心態去聽聞教法。如果我們發現某些教法是可以了解的，而且對於我們的需要有意義，就必須毫不猶豫、期待或懷疑地將我們的一切感受和意願用來禪修。信仰是強有力的治療劑。只要打開我們的心靈，就可以驚異地發現我們內心的力量竟然如此強大。

練心可以發展精神的溫馨，指導我們得到更開放而有彈性的覺醒。雖然我在本書中所介紹的每一種技巧不全然是經典所教授的訓練模式，但是所有建議都以佛教的原理和智慧為基礎。其目標是藉著發展正面的認知，把發生在我們身上的每一件事都轉化為支持而非障礙的技巧，來產生內心的安詳。

另一種重要的素質是恭敬，這是任何宗教修持所必須的，但也不需要以宗教的意義來看待它。對喜歡世俗角度的人來說，恭敬只是表示內在智慧的培養，以及對於我們自己、別人和整個世界的高度欣賞。禱告是修行人用來導引能量表達恭敬的方式，而非浪費在無目標的誦唸上。禱告用世俗的話來說，就是以自己的話來表示我們快樂而喜悅的感覺。禱告時，我們可以靜默地說，也可以大聲地說。

對於發願轉化問題和消解自我的大乘佛教徒而言，慈悲是一種特殊的治療工具。當我們把自己延伸到別人身上時，自我的僵硬性就開始軟化了。雖然修行的終極目標是

解脫對於心外物的依賴，但佛教認為參與世間是真實之道
上的正面修持方式。所謂參與世間，包括服務別人、創立
幫助別人的組織和機構、提供保護、布施、禱告、給予尊
敬。當我們學會如何欣賞和尊敬周遭的每一個人時，即使
是生命中微不足道的社會遭遇，都可以具有強大的利益。
寂天菩薩寫道：

當你說話時，
必須不貪不瞋；
以溫柔的語調和適當的長度，
輕鬆、切題、清晰而愉快地說。

當你看人時，
必須以真誠而慈愛的眼睛看，
並且觀想：
依靠這位仁慈的人，
我將大徹大悟。

　　如要讓我們的心能夠關懷、安寧和放鬆，我們的日常
活動和工作，甚至我們的呼吸，都可以變成我們治療修習
的一部分，當下就獲得力量。當我們對它開放，我們的日
常生活將可以變成治療的生活。那時候，即使沒有花好幾
個鐘頭在正式的禪坐上，我們的生命將是行住坐臥都在禪
定之中。
　　本書的大部分練習，目標都是希望藉著觀想我們的問

題，以及從負面走向正面來轉化情緒。禪修的另一個方法是超越正面和負面，把我們自己開放給我們的感覺，以及「如實」經驗我們的心。實際上，以轉化問題為目標的禪修，如果能涵攝正面的感覺和開放性，其效果將是最大的。首先我們要專注，結束禪修時要放鬆，並且與我們所經驗的一切融合為一。

　　在學會某些傳統的禪修和練習之後，我們可以善巧地把治療運用到日常問題上。「我」的概念，將變得比我們所想像的還要有彈性；我們可以實驗和學習如何變得更有趣，並且使我們的見解不再像過去那般僵硬。譬如，當問題變得嚴重時，我們可以從問題之中發現某些幽默，因而得到緩和。或者面臨工作壓力時，可以感覺更加的放鬆和開闊。因為文字具有強大的力量，我們可以告訴自己：「壓力是有的，但我覺得完全的放鬆。」我們可以用放鬆的方式來覺察自己的呼吸，注意和感覺我們四周的空間和空氣，如此一來，就可以實際感覺壓力減少了，空間擴大了。

　　當情緒變得強烈無比時，有些人發現最好要練習開放，而非試著轉化問題。如何與開放性結合，將在下章討論，但任何人讀到這裡將不難發現，這個方法背後的原則是放下「自我」。

　　不會游泳的人一掉入海中，將拼命掙扎，然後像岩石般地沈沒。接受過訓練的游泳好手，知道如何放鬆，並且與大海合而為一。要學會游泳必須演練，才能在真正游泳的時候有所依循。訓練我們的心也是同樣道理，本書其他部分所談的就是練心。

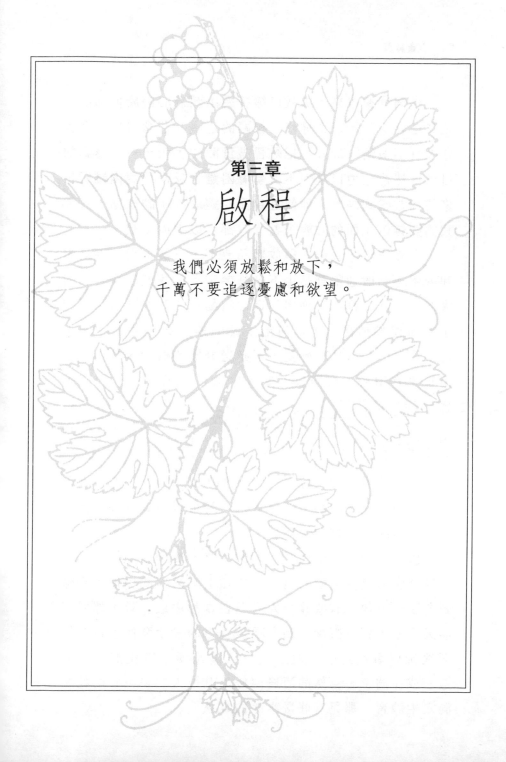

第三章

啟程

我們必須放鬆和放下，
千萬不要追逐憂慮和欲望。

　　幾個世紀以來，佛教已經發展出關於心的廣博知識。
尤其是針對開始學習禪修，相關的建議和觀念可以說多得
令人目不暇給。最好是把練習盡量簡化，設定可以達到的
目標，然後全力以赴。不要憂慮困難，反而要對困難所帶
來的利益感到高興。即使是負面的經驗或所謂缺點，只要
我們能夠以正面的心態去對待，都可以因禍得福。

　　在禪修時，我們必須放鬆和放下，千萬不要追逐憂慮
和欲望。一般通常都是坐下來修禪定，但我們所學習到的
大部分禪修，都可以應用到日常活動中。我們必須藉用文
字來描述如何禪修，如何把正確的態度帶到生命中。不
過，重要的是練習和感覺，不必過分關心概念、分類或規
矩。要有耐心，要開放，要以生命所帶給你的一切來練
習。

選擇地方

　　練習治療性的修行，最好選擇在安靜、怡人的地方，
才能避免干擾，讓心可以靜下來，身可以感覺舒服，就可
以保持清醒、空靈和快樂。

　　以往的聖人，根據修行人的性格、法門和季節來決定
各種地點。最受鍾愛的地點，包括上窮碧落的山頂，或綠
野萬頃的大地。有些修行人發現在森林中最有效，那兒有
參天古木，狂嘯野獸，鳥兒唱著亙古的喜悅歌曲，自在無
憂地玩耍著。其他人則建議在波濤洶湧、變化無常的海
邊，或在湍急、自然的河邊禪修。其他人則在空谷的乾燥
洞穴中練習，那兒有莊嚴寧靜的氣氛。

　　如果無法生活在此種自然環境中，可以在我們自己家中尋找一個怡人的地方，好好利用它、享受它。

　　選擇家中最安靜的房間或角落，在不受電話、孩子、室友、配偶或朋友干擾的時候禪修。然後感覺這些美好：地點、時間、擁有這個地點和時間的機會都很美好。對能夠有機會體悟生命的精神意義感到喜悅。

　　一般說來，初學者最好是在不受干擾的地方獨修。從訓練中獲得力量之後，我們可以尋求需要更多耐性和紀律的進階訓練，譬如在人聲吵雜或車水馬龍的地方禪修，以便增強我們自己，學習如何運用我們所遭遇到的困境。最後，當我們準備妥當的時候，就可以在充滿心埋誘惑和情緒混亂的最惡劣情境下練習禪修。只要以這種方式努力練習，最終我們將能夠面對任何情境，並將它轉化為力量的泉源，同時不會喪失平靜的心。不管我們住在什麼地方，都會變成覺悟和清淨的地方。每一個事件都將變成教訓。此後，地點就不重要了；唯一需要的是選擇我們最能服務他人的地方。

選擇時間

　　雖然任何時間都可以用來練習，但初學者最好還是選擇安詳而寧靜的時間。清晨是理想的時間，因為那時候空氣新鮮，內心清明。不過，有些人覺得在晚上才能放鬆，才適合禪修。選擇一個時間，每天按時練習，而且高興有此機會禪修。如果可能的話，不要讓你的定時修行受到干擾。

　　不管我們做什麼禪修或治療練習，都必須一心一意。千萬不要夢想未來或擬定計畫。不要追憶過去或執著現在。一切念頭或心理經驗都可能在禪修中生起，但不可加以執著，必須讓它們來了而後離去。

　　每一天都要練習。即使只花很短的時間來進行，但規律性的禪修將使得禪觀的經驗保持鮮活，讓我們做好準備以便踏上治療之路。

　　應該禪修多久呢？你的心就是治療者，因此答案決定於你的需要和能力。你可以禪修數分鐘、二十分鐘或一個小時。你可以在一段長時間內，禪修許多小時，中間略作休息。不要太在意時間的長短，而要考慮怎麼感覺才對。

　　當我們快樂、健康和沒有問題的時候，練習禪修的效果最好。然後，當我們面臨痛苦時──痛苦是必然會來的──就會有善巧方便足以運用。不幸的是，我們大部分人都必須在經驗痛苦之後，才會把心轉向精神上尋求解決。當我們處於痛苦和混亂之中時，比較沒有清明、精力和機會來練習。杜竹千仁波切說：

　　　　當我們實際面對困難的情境時，練習治療是非常困難的。因此，修行的經驗非常重要，以便在逆境產生時，我們有萬全的準備。如果我們能夠運用已經嫻熟的訓練，其結果將大為不同。

姿勢

　　禪修有各種姿勢，其主要目標都是任放鬆肌肉，打開

身上的脈絡，讓氣和呼吸可以在脈中自然流動。任何姿勢
只要能夠讓我們的身體挺直和放鬆，而非僵硬，都可以產
生氣的自然流動，讓心平靜下來而有彈性。重視身體姿勢
的目的，可以歸結到這句流行的西藏諺語：

身直則脈直，
脈直則心直。

　　最普遍的一個佛教禪修姿勢稱為蓮花式，修行者雙腿
交叉坐在地板上，右腳放在左腿上，左腳放在右腿上。大
部分西方人覺得半蓮花式比較容易，也就是將一腳的腳踝
放在另一腳的彎曲處。如果你是坐在小墊子上，你的軀幹
要提高一點點，讓你覺得開放而放鬆。
　　你的手要放在小腿上，右手疊於左手上，兩手的大姆
指指尖相接觸，掌心向上。兩肘必須以自然、翅膀般的姿
勢稍微離開身體，而非以雙肘夾住身體或往後壓。下巴要
放低，讓脖子能夠稍微彎曲，以便眼睛能夠沿著鼻尖的高
度注視前方一、二公尺處。舌尖輕抵上顎。最重要的是要
讓脊椎骨挺直。
　　如果背部有毛病，也許會發現這個姿勢很困難。你也
許要坐在椅子上禪修，但注意一定要讓脊椎骨挺直，不能
塌下來。不管選擇什麼姿勢，記住其目的並不是要讓你不
舒服。佛陀本人在經過多年的苦修實驗之後，已捨棄了肉
體的折磨。你必須要舒服得足以讓你的心能夠放鬆和專
注。

　　禪修時最好採取坐姿，但實際上只要我們能夠覺醒，不管在什麼地方、在什麼環境下，我們的心都具有治療能力。

放鬆

　　為了放下內心的掙扎——放下那緊抓著我們的概念性和情緒性壓力——我們在禪修時，必須放鬆我們的肌肉。如果緊張集中在肌肉的任何部位，就必須把覺察力帶到那個區域，放鬆緊張。放鬆可以提供寧靜的氣氛，讓我們點燃治療能量的燭火。不過，放鬆絕不表示進入懶惰、散漫、半意識或昏昏欲睡的心態。有時候我們也許需要休息，覺得睡意很濃，但最有效的禪修必須是清醒、覺照和明晰的。這是接觸我們平靜、喜悅本性的途徑。

　　從禪修回到日常生活之後，仍然要維持放鬆。慢慢站起來，把你的心融入活動之中。透過這個方式，你可以把空靈的心帶入生活之中。

創造心靈的空間

　　我們很少人把自己完全投入當下之中。我們把工作上的問題帶回家，因此沒有機會享受家庭生活。然後我們又把家裡的問題帶到工作上，無法全力奉獻於工作。當我們在禪修時，總是撫愛著我們心裡的影像和感覺，以致沒有真正的機會可以專注。我們一輩子都沒有生命可活，因為我們總是住在過去或未來。

　　如果家裡亂七八糟地塞滿太多家具，我們就沒有生活

的空間。如果我們的心亂七八糟地塞滿計畫、關切、念頭和情緒，就無法為真我留下空間。

許多人覺得他們的心擁擠得無法禪修。即使他們在家裡有空暇禪修時，也容易分心。為了把全部的注意力和能量帶到我們的家庭生活上、帶到禪修上，我們需要心靈的空間。

我們可以有意識地為自己創造空間。我們可以決定把工作憂慮拋諸腦後。如果有幫助的話，我們可以把這些憂慮觀想成紙和電腦，安全地儲存在辦公室裡。我們甚至可以想像各種界線，隔離我們的工作和家庭生活。或者我們可以在心中創造能量或光的保護罩，把自己關在家中，讓我們目前正在做的事得到完全的隱私。

禪修可以是溫暖和空間的天堂，但我們也許會想抗拒禪修或把它看成芝麻小事。有一個方法可以創造開放而放鬆的感覺，那就是回到孩提時代的氣氛。

自小至今，我們已經在這個慷慨的世間學習和經驗許多奇妙的事物。不過，我們卻很容易困在今日的瘋狂生活方式中。我們變得像蠶一般作繭自縛。我們已經達到以自己的觀點、感覺、習慣和反應來窒息自己的地步。

回想過去，小時候我們覺得一天好像很長，有如現在我們所經驗的一個月。一年是這麼長，盼不到過年。漸漸地，我們的認知改變了。我們的成見、概念和執著一天一天地滋長。現在，我們心中已經沒有開放的空間了。當我們長大之後，覺得時間變得越來越短，現在一眨眼的功夫，一年就過去了。這不是因為實際上時間變短了，而是

因為我們沒有可以感覺開放和自由的心靈空間。我們以全速橫衝直撞，讓我們的心塞滿一屋子的思想、概念和情緒。當我們的心安靜下來時，每一分鐘都可以感覺得到；但如果我們的心追逐周遭的每一件事物，就會覺得一天還沒開始卻已經結束了。

接觸小時候的記憶，可以幫助我們開放。禪修時，必須回到正面的記憶，從年紀輕，少有憂慮、煩惱或壓力的時候開始回憶。正確的記憶，並不像空間和自由的感覺那般重要。與其站在記憶之外思惟它，不如允許感覺擴大，然後進入其中。經驗感覺，停留在它裡面，不要有其他思想。讓你自己覺得就像是一個小孩子，並且與小時候的你融合為一。過去和現在、小孩和「我」，全都在空曠的結合中變成一個。一次又一次地觀想，並且安住在這種開放的感覺中。最後，把那種感覺帶到你生命中的當下。

如果小時候的不良經驗生起，而非安詳開闊的感覺，你就可以利用下面所介紹的方法來淨化、滋養和治療受到創傷的影像，觀想你內心的小孩已經變得快樂、健康並神采奕奕。

我們隨時都可以接觸這個開闊的感覺，譬如在我們很難坐下來禪修時，或每當我們要把自由和享受的感覺帶到生命中時。為了接觸心中的小孩，我們也可以享受小時候的活動——像迴力球、慢跑和跳繩之類的遊戲——或欣賞樹木、鮮花、流水和自然之美。我們可以透過小時候驚奇的眼睛來眺望夜晚的天空和星辰，並像小時候一般地享受夜晚的新鮮空氣。雖然我們已經長大成人，但只要把這些

感覺帶到當下，它們也可以是我們的。如此做，能幫助我們暫時忘掉憂慮，讓我們再度陶醉在小時候的天地中。

花點時間在大自然中獨處，特別是從山頂瞭望無邊無際的天空，能幫助我們開放我們的心靈。但打開心靈的安詳空間，最有效的方法還是禪修。不要讓我們的心塞滿負面的觀點和感覺，反之，如果能夠回到天空般的心性，安詳和智慧的曙光將立刻昇起。

呼吸

在任何一種禪修中，呼吸都要自然而平靜。觀想我們的呼吸——心對於呼吸的覺察——本身就是體悟吾人真性的基礎。經驗老到的禪修者，利用這種法門做為體悟無我的途徑。雖然在我們的治療練習中，並不關心「超越自我的概念」這個上題，但呼吸的覺察對於其他目的仍然非常有用。譬如，它是平靜我們自己、集中我們心意、建立氣的流動以達成治療效果的好方法。

一開始的時候，你也許會覺得無法完全專注在簡單的呼吸動作上。看到心轉動得多快，真的會嚇壞人。不要憂慮思想或影像的來去。溫柔地把你的意識帶回呼吸上，讓自己完全覺察到呼吸。只要讓我們的心接觸並與呼吸的自然過程結合，就可以紓解痛苦，感到更加放鬆。

由於觀呼吸在高級禪修中的重要性，我們將留待第十二章再詳細討論。現在，要把觀呼吸當成任何治療訓練的預備工夫。如果被惡劣的情緒像鉗子般緊緊夾住，呼吸的覺察也是紓解這種情緒非常強有力的方法。誠如我們將在

治療練習中看到的，專注在鬆緩的呼氣，是特別有幫助的
技巧。透過這種方法，執著就可以放鬆。

觀想

觀想是一項最佳的治療工具，可以將我們的心理模式
從負面轉為正面。有些初學禪修者，把觀想看成一種困難
或不尋常的心理活動。實際上，它是十分自然的，因為我
們一直以影像來思考。當我們想到自己的親戚朋友，或想
像自己置身在可愛的海灘或山中的湖邊時，我們會在心中
十分清晰地看到這些影像。在禪修中，我們是為了某個特
殊目的而觀想，但其心理過程是相同的。透過練習，我們
可以得到更好的效果。

雖然觀想在西藏佛教修持中源遠流長，但對佛教不了
解或不感興趣的人卻發現這個技巧相當有幫助。譬如，某
些職業運動選手會藉用觀想來改進他們的表現，充分展現
他們的潛力。

正面的影像，可以在各式各樣的活動中，啟發各式各
樣的人們。我認識一位波斯頓的音樂教師，她利用自己的
即席演出方式克服怯場。雖然她是訓練有素而且聲音甜美
的歌手，卻十分畏懼每週一次在當地教會唱詩班的領唱角
色。在一次安息日彌撒開始前，她哭得非常激烈，讓她突
然體悟她的恐懼已經變得多麼具有殺傷力。就在那當下，
她決定要自我欣賞！因此，她坐在安靜的地方，想像自己
成功地領導大眾禱告，以她感覺愉悅的方式把歌唱出來，
而不去過分憂慮練唱時覺得很難的曲調。

　　她想像對自己的歌唱十分有信心的樣子。在她的心中，她聽到自己的美妙歌聲，帶給大眾喜悅。她想像整個彌撒的情景，並因為能夠與每一個人分享音樂，而感受到一種可愛的、豐沛的喜悅和啟發。

　　她現在覺得唱歌很快樂，即使在表演之前感到有點緊張，也不會受到干擾。她在課堂上建議她的音樂課學生們，也利用他們的想像力來學習如何變得更放鬆，進而把喜悅帶到歌唱上。

　　在禪修中，最好是眼睛睜開或半開，以便維持清醒的狀態，並安住在這個世間。不過，對初學者而言，首先閉上眼睛可能比較有幫助。以溫馨和全心全意喚起正面的影像，是觀想時最重要的一點。將你全部的注意力放在心的對象上，全然融入其中。讓心和對象合而為一。如果不認真或分心地看著心中的影像，我們的專注就是有限的。這就好像我們只是以眼睛而非全部存在，空洞地凝視一個對象。西藏佛教格魯派創始人宗喀巴大帥說：

　　　耶喜地上師（Master Yeshe De）呵斥某些人禪修時空洞一片，他們只是以眼睛瞪視前面的影像。「住於觀想」必須在心中發展，而非僅在眼睛之類的感官上。

　　特別是對初學者而言，關鍵在於感覺你正在想像的東西的現前。你的觀想不必然要用力或仔細；重要的是心中影像必須清晰而穩固。

專注

　　從事任何精神訓練或心理活動，都必須專注。學習如何專注，可以讓我們的心堅強、清明而平靜。專注可以保護我們的內在智慧，就像蠟燭的火焰受到庇護，不被風吹熄一般。

　　對佛教徒而言，專注在具有精神意義的對象上，可產生正面的能量、加持和善業。不過，我們幾乎可以用任何事物來練習心的專注，不管它是具體的東西或心理的影像，也不管它是否具有精神上的意義。

　　加強專注的佛教訓練包含兩個方法：向內和向外。向內法是專注在你自己的身體上，譬如，把身體觀想成佛菩薩或骷髏。我們也可以專注在諸如呼吸之類的身體成分上，或把身體觀想成清淨的光或喜悅。向外法是專注在佛像、佛國淨土或其他觀想上。

　　如果心不能專注，即使是長年累月的練習，雖然有其功德，也只能產生很少的智慧。寂天菩薩提醒我們：

> 體悟真理的佛陀說：
> 一切的誦唸和苦修，
> 即使你已長久練習，
> 如果只是以散亂心，
> 其效果將是很有限。

　　發展專注的第一步，就是把我們的散亂心安定下來。

下面所介紹的治療練習中，會看到某些集中散亂心的技巧，不僅能增進我們的禪修能力，也可以改善我們的情緒外觀。

一旦我們覺得心智阻塞時，就要加強我們的專注能力。有經驗的禪修者有時候會觀想一支狹長的管子，利用想像力從管子看出去，藉此磨練他們的專注力。另一種方法就是專注在單一的小點上，而非較大的影像。

如果我們需要練習專注，喚醒我們的心，或讓我們的感覺變得敏銳，就必須稍稍專注在心的修練上。不過，我們的心常常過於區辨和敏感。如果你的心覺得被困住或被壓抑，最好不要僵硬地強迫它進入專注。那些覺得被心理壓力和憂慮所束縛的人，將發現很有紓解作用的方法是打開他們的覺察力，而非全神貫注。

開展

情緒窒息的感覺，有一個突破的方法：走到視野廣闊的高處，諸如山頂或樓頂。如果天空非常清明，就背對著太陽坐下來。不要移動你的視線，專注在開闊天空的深度上。慢慢地呼氣，經驗那種開放、廣闊和空性。

感覺整個宇宙已經在廣闊的開放中合而為一。思惟一切現象——樹、山和河川——已經在當下消融於開放的天空中。你的心和身也已經消融於天空。一切都消失了，就好像雲從天空消失一般。在開放的感覺中放鬆，了無邊界和限制。這種練習不僅可以讓心安靜下來，也可以產生更高的證悟。

　　如果你無法到此種地方，就要選擇任何你可以看到天空或至少適合觀想天空的地點。

融合為一

　　「融合為一」是指與我們所經驗的一切結為一體。有時候可以用文字來描述它，譬如：它就像游泳者與大海融合為一。但實際上，文字仍不足以表達一體性和開放性的經驗。我們只是放下我們的掙扎，不再對各種經驗貼上「好」或「壞」的標籤而已。我們放下應該如何感覺或要如何感覺的期待，讓自己與感覺融合為一，或進入感覺之中。藉著與經驗或感覺融合，可以改變經驗的性質。藉著讓我們自己呈現在當下的時刻，我們的分別心和敏感性的圍牆將立即軟化，或一起褪失。我們的心意和感情將打開，我們的氣將流動。這是一種強有力的治療。

正念

　　學習活在當下是一種偉大而強有力的技巧，不管我們做什麼，都對我們有幫助。活在此時此地，放鬆而專注於我們所做的一切，就是活潑而健康的存在。在佛教中，覺察到當下所發生的一切，稱為「正念」。

　　在日常生活中，正念就是一顆警覺的心，它毫不散亂地覺察到正在發生的每一個層面，以及應該做些什麼。在禪修中，正念就是把我們自己完全專注在呼吸或任何其他法門上。

　　正念就是全神貫注在當下，不憂慮過去或未來。我們

總是杞人憂天，不斷想到明天可能會有什麼事情降臨到頭上，不能一次只處理一天的事，等於向未來預支煩惱。

佛教所強調的就是當前這一刻。我們可以引導自己的心活在當下這一刻。為了達到這個目的，我們需要堅定地建立一種習慣，把全部注意力放在目前正在做的事情上。不管做什麼，我們都必須刻意擺脫其他的觀念、感覺和活動，讓自己專注在目前所做的事情上。

保持正念，並不表示要情緒緊繃或攪動一大堆概念，以便觀察我們正在想或做的事。反之，心要放鬆而寧靜，因此可以十分敏銳地覺察到每一件事情的本來面目，絲毫沒有概念和情緒的掙扎。不過，當我們注意到我們的心散亂時，就必須溫柔而堅定地把自己帶回當下以及正在做的事。對大多數人而言，特別是在開始的時候，我們也許需要如此反覆練習。誠如寂天菩薩所言：

> 反覆觀照你的一切身心活動。
> 那就是保持正念的不二法門。

即使在接受禪修或精神訓練的教導時，也需要正念和覺醒，否則心將像野獸般地四處亂竄，連片刻都無法保持專注或安息。如此一來，光是身體擺出禪修的姿勢，又有什麼利益呢？正念是如此重要，因而寂天菩薩祈求：

> 任何人如果想保衛自己的心，
> 我都合掌恭敬祈求：

　　　　請務必要保持正念和覺醒，
　　　　即使犧牲生命也在所不惜。

　　正念的果實，就是在一切混亂和困難中都能提供保
護。寂天菩薩說：

　　　　因此，我將如法地
　　　　把握和護衛我的心。
　　　　如果不訓練如何護衛我的心，
　　　　其他的訓練又有什麼用處呢？

　　　　如果我處在一羣暴徒之中，
　　　　我會保持警覺不受到傷害。
　　　　當我生活在狂亂的人羣之中，
　　　　我也會護衛我的心不受傷害。

　　有了正念和覺醒，我們將學會如何視情況需要，保持
耐心或採取行動。耐心因而變成一種轉化的能量。寂天菩
薩說：

　　　　當你想行動或說話時，
　　　　首先檢查你的心，
　　　　然後，堅定地如法行動。

　　　　當你覺得心中有貪欲或瞋恨時，

就不要行動或說話，

要像木頭一般如如不動。

　　正念的練習不應導致焦慮。如果真的有焦慮產生，也許表示用功太猛──執著於「正念」本身；我們需要稍微放鬆，不要那麼在意自我。羅睺羅法師（Ven. W. Rahula）寫道：

　　　　正念或覺醒並不表示你必須思惟或意識到：「我正在做這個」或「我正在做那個」。絕不是！事實正好完全相反。在你思惟「我正在做這個」的當下，你已經產生自我意識，你不是活在動作之中，而是活在「我是」的觀念之中，因而你的用功也受到污損。你必須完全忘記你自己，把你自己遺失在你所做的事情上。

　　安住在放鬆和開闊的氛圍中，可以讓我們當下就活在正念和覺醒之中。我們的心將變得越來越穩定，不再像過去一般總是碎裂成散亂的思想，並瘋狂地追逐過去或未來。不久之後，我們的專注將有所進步，並會發現比較容易禪修。學習如何享受和活在當下，可以導向開放和忘掉一切時間。保持正念就可以讓我們發現內心的安詳。

菩提心

　　在大乘佛教中，修行必須透過慈悲才能圓滿。我們必

須發願：「我是為了一切眾生的服務、快樂、利益和覺悟而從事這種修行。」或「我是為了讓我自己更能服務和滿足一切眾生的需要而修行。」在經典中，這種發願稱為菩提心。

　　這種把我們的修行回向給別人的意願，可以強有力地打開我們這顆閉塞、受限的心。它產生強大的精神力量（加持），並在我們心中播下覺悟的種子。如果我們能夠發展並維持這種菩提心，不管我們做什麼，都可以當下變成一種精神的訓練，和利益一切眾生的工具。即使不是宗教徒，只要考慮到他和眾人、朋友、社區、一切人類的關係，並非僅為了自私目標而修行，就可以獲得相當大的利益。

　　對慈悲開放，可能不容易，甚至會產生負面的情緒和態度。不過，發願本身是很重要的。培養慈悲心，可以讓功德之流日夜流動，導引我們完全證悟真性。寂天菩薩說：

　　　　自從發菩提心的當下，
　　　　即使你在睡覺或散亂，
　　　　功德力將不斷地增長。

　　當我們生起菩提心的時候，必須加以認定和慶賀，以便擴大它的力量。寂天菩薩聲稱：

　　　　今天我的生命已經結了果，

並且完滿成就人生的精義。
今天我已出生在諸佛家中，
並且目前我已是諸佛子孫。

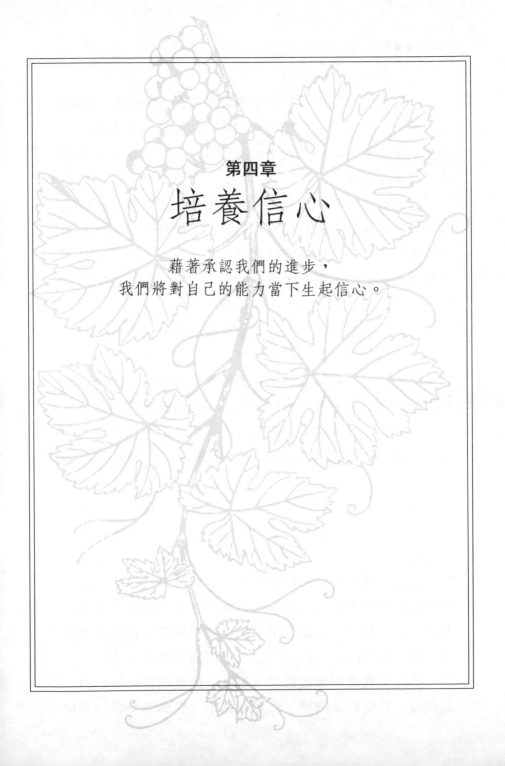

第四章

培養信心

藉著承認我們的進步，
我們將對自己的能力當下生起信心。

在學習如何訓練我們的心和開發我們的力量時，信心是我們最好的盟友。我們需要對自己和所修的道有信心。如果缺乏信心，那麼我們半發願的心，也許連半生不熟的成果都無法完成。

我們許多人都缺乏自信。我們覺得毫無希望、一事無成，虛弱得無法追求任何更高的目標。缺乏信心可能是源自心理性格或青少年時期的教育。如果是心理性格，就比較難以改變；但如果是青少年時期的教育阻礙了我們的成長，想要改變和成長就不怎麼困難。

罪惡感是對教法的利益構成障礙的最常見因素。現代文明已經帶給我們許多可觀的利益，但似乎許多人，尤其是生活在競爭社會的人們，都覺得有罪惡感或不值得。有些人也許會說：「我不值得快樂，那是其他人、幸運兒的事。」或者也許會說：「這對別人有用，對我沒有用。」或「當許多人還在掙扎的時候，讓我得到安詳是不公平的。」

如果我們是真誠地認為有自私之虞，那麼這種良好的態度值得讚賞。如果我們尊敬和關懷別人甚於自己，那就是佛教修行的中心，也是一種會自然地帶給我們更多力量和開放性的態度。但那些罪惡感大部分都只是我們不安全感的掩蔽而已，是另一種形式的執著自我，是不努力改善我們生活的藉口。自暴自棄和抗拒快樂安詳，都是不理性的心態，有如說：「因為我餓，所以我不想吃。」

圍繞在我們四周的競爭氣氛，是使我們缺乏信心的一個原因。從幼稚園開始，許多小孩子就養成覺得自己不夠

好的習慣，因為班上有其他同學比他們還好，那些同學才值得讚美。在我們的現代社會中，出類拔萃是一項被高度肯定的商品。

經常被成人責罵和反唇相譏的小孩子，都會感到巨大的心理壓力和罪惡感。有些父母親責怪他們的孩子一事無成，甚至在他們鼓勵孩子的時候，如果不是出諸無條件的愛，可能都會變成壓力。

不管是什麼原因形成自暴自棄的罪惡感，一個強有力的藥方是體悟我們的真性圓滿無缺。如果了解這一點，信心和成就感將當下在我們自身生起。承認這種了解的重要性是至關緊要的，至少在概念的層次上是如此。因此，如果我們在生命中有任何正面的素質，不管它多小，都要訓練自己去注意它，並感到欣慰。這是建立正面心態的方法。當我們經驗到正面的能量並加以接受時，即使它是從某些簡單的經驗中產生的，都將帶來滿足感，讓我們得以發展更大的喜悅和成就感。

幾百年前，有一次嚴重的飢荒橫掃西藏某個深谷。一位父親眼看自己和孩子們不可能再活太久，因為他們的糧食都已經吃完了。因此，他把一些袋子裝滿灰，用繩子吊在天花板上，告訴他的孩子說：「在那些袋子內還有很多糌巴，但我們必須儲存著以備將來。」（糌巴是西藏人的主食，以大麥粉烘焙製成）後來父親餓死，但孩子們卻活了下來，而得到救援。雖然他們比父親還虛弱，卻因為相信還有食物而倖存。他們的父親卻因為喪失了希望而餓死。

　　當然，這個故事的寓意在於信心能給予身心強大的力量。不過，應用在我們的生活上，它所顯示的真理比故事的細節還具有啟發作用。與糌巴袋不同的是，我們純淨的本性不只是為了建立信心而虛構的東西而已，它是建立在最高的真理之上。

　　對我們自己和治療練習具備信心，也許不是一件容易的事，因為我們充滿了無止境的疑惑和恐懼。但只要我們能夠中斷日常習慣，投身於訓練，即使只是很短的時間，都可以經驗到某些真正的利益。

　　千萬不要住於罪惡感之上，我們只需獻身於改進技巧，發展慈悲心和開放性。在修習一段時間之後，我們將發現我們的寧靜和正面態度已經成長了。

瞧瞧你的進步

　　藉著承認我們的進步，我們將對自己的能力當下生起信心。因此，不讓自己有機會生起疑惑和恐懼，是獲得信心的最佳途徑。

　　在修習過一段時間之後，如果我們因為距離精神之路的目標還有一段路程而覺得氣餒或疲倦，不妨回頭瞧瞧開始修行之前的日子，並為我們所做的任何進步而慶賀。即使覺得在進展上有了退步，也可以慶賀。退步和繞路、嘗試和錯誤都是成長過程中的一部分。成長中的痛苦，也許看起來是負面的，但只要我們提醒自己：「我退步了，這是前進之旅的一部分。」也可以把它看成是正面的。

　　正面地思考是健康的精神修行，自有其道理在。我們

建造房子時，如果只是想著尚未完工的那一大部分工作，我們將覺得氣餒、挫折且筋疲力竭。但如果多想想已經完工的部分，少想尚待努力的工程，我們將覺得高興，這也將給予我們精力和靈感去做更多的工作。

在長途旅程中，如果面向著遙遠的目標，也許會因為似乎沒有盡頭的路而感到氣餒。但如果我們能夠面對已經走過來的路，坐下來休息，境況將是令人滿意而士氣大振。

即使是小進步也要放大

在任何訓練中，慷慨給予鼓勵可以放大結果，引領我們更往前進。我們的能力得到良好的發揮，遠超過初期的努力；這就好像在非常有利的投資中，資金將成長並加倍，而絲毫不做投資的金錢絕非如此。

不管我們的進步看起來是多麼微小，如果把它當成重大而有價值的事情來慶祝，它就可以變成強有力的成就。所以，承認你的正面素質和你所踏出的小步子。對你自己說：「多妙啊！我有了進步！」當下，進步就被放大，障礙就被縮小了。

放大進步並為之而高興，將加強我們的安詳和滿足感，讓我們有能力平息我們的問題。譬如，從鄰居傳來的喧鬧聲，讓我們無法好好睡幾個鐘頭，但不久之後吵雜聲減小了。如果我們能夠承認音量已經減小，而且為之高興，不去憂慮噪音還持續著，我們就可以得到安撫，並且因為感激所產生的力量，讓我們容易入睡。

感激和滿足，是一種不管事情大小都感到高興的能
力，在佛教中屬於重要的訓練。《法句經》（Dharmapa-
da）說：

　　　　健康是最殊勝的成就。
　　　　滿足是最殊勝的財富。
　　　　幽默是最殊勝的朋友。
　　　　涅槃是最殊勝的快樂。

清淨見

　　把事情看成正面或負面的習慣，都是在我們心中養成
的。我們心中的情緒鎖鍊——喜歡和不喜歡、貪欲和瞋恨
——將產生更多的痛苦和貪欲。對每一個情境抱持正面的
態度，並且深深地感覺正面的能量，就是轉化習氣的方
法。

　　清淨見就是把一切都看成清淨的、圓滿的、和平的、
喜悅的、覺悟的。在我們的日常生活中，免不了會有種種
麻煩。不過，佛教認為就麻煩的終極性質而言，它們都像
是海面上的波浪；暴風也許會掀起海面上的波浪，但海底
仍舊是平靜的。

　　我們可以在困難的經驗中發現和平，並且把某些事情
看成是正面的，即使它在表面上狂暴不息。如果要把某些
在表面上是極端負面的事情看成是和平的，就必須有意識
地承認心中的和平感覺，並且安住在那種經驗中。

　　不管是負面或正面，一切見解都決定於我們的心。如

果我們把某些事情看成是正面的，即使那只是簡單的一杯茶，都可以變成喜悅的對象。如果我們把同一杯茶看成是負面的，它就是不愉快的對象。

不要處處都加上我們的習慣性見解，這提醒我們這個世界是多麼寬廣，等待著我們去詮釋。譬如，看見一棵樹，醫生也許會把它看成藥物或毒品的來源；商人會計算它的經濟價值；木匠也許會衡量它的建築潛力；科學家也許會分析它的化學成分和電能；醉漢也許會把它看成在頭頂上旋轉的輪子；詩人也許會沉醉在它的美麗之中；基督徒也許會發出讚美神創造萬物的禱詞；佛教徒也許會把它看成因果緣起的顯現，或終極和平的表示。

擴大我們的見解，可以放鬆對於自我的執著，讓我們體悟到自己的心理造作和習慣如何阻礙我們的安詳本性。崔津洛柟（Tsultrim Lodro）寫道：

> 解脫身、心、物的二種障礙習氣，
> 它們將呈現出佛身、智慧和佛土。

在這裡我們必須記住，佛教訓練的目標並不是要離開這個世界，前往一個更好的世界或天堂。我們在這一個世界就可以發現和平，但由於我們本具的和平天性常常受到障蔽，我們就像受傷的人歷經生命的摧殘而踉蹌難行。清淨見可以治療我們。如果我們訓練自己的心把困難看成是正面的，即使是非常困難的問題，都可以變成喜悅而非痛苦的來源。

　　痛苦可以是偉大的老師。失望可以喚醒我們。如果生命是容易的，我們也許永遠都體會不到真正的和平。萬一我們破了財，可以啟發我們去發現真理：也許我們應該學習不要那麼在意金錢，應該明瞭和平及力量的涵義。有些赤貧的人們非常快樂。這表示痛苦是相對的感覺，不管外境如何，心都可以找到快樂。

　　我們必須記住，和平隱藏在表面憂慮的暴風之下。我們可以藉著善巧處理生命問題而治療我們的痛苦。一切都是無常的，都不斷在改變。不要把改變看成是負面的，要把它看成是正面的，好好利用它。無常的東西由於改變了性質，會讓我們改變我們的生活，只要我們如此選擇。

　　即使是最困難的問題，諸如嚴重的疾病和身體的衰老，都可以從正面的角度來看。我們習慣把「自我」看成是恆常的，但事實上，自我及其一切貪愛執著都不是堅實的。當痛苦來到時，我們的一切幻想就都崩潰了，被掃除得一乾二淨，就好像第一波海浪衝來，就把沙堡沖刷到海裡去。家庭、房子、工作、一切生命中的珍寶，有一天都將消失。

　　即使是在最痛苦的時刻，譬如罹患致命的重病或死亡即將逼近，都可以把它看成是喜悅和正面的機會。就在那個當下，也許可以讓我們看到放下自我的真理。

　　吉美・嘎惟・紐古（Jigme Gyalwe Nyugu）回憶年輕時的一次朝聖之旅，他跟著他的老師兼師兄，第一世杜竹千仁波切，行經藏中雅魯（Yadrog）區的無人荒野。他的老師病篤，卻保持非常愉快。吉美・嘎唯・紐古

寫道：

　　當我們師徒攀下雅魯谷時，杜竹千喇嘛由於空氣稀薄的變化和風濕症而痛楚不堪。他一直在承受極端的痛苦，變得非常虛弱，幾乎就要死去。除了一小塊腐肉和一罐油之外，我們沒有太多的東西可以吃。我們甚至連一湯匙的糌粑都沒有。我們只能喝紅茶。

　　在他坐下來休息過後，為了讓他站起來，我必須用雙手使盡全力扶他。雖然他的身體病得很嚴重，他卻一點也不沮喪，反而說：「哦！今天我有機會做點苦修，在我的狂亂凡夫身和貪婪傷害心之上施加壓力。我正在為我的寶貴人生達成意義。⋯⋯毫無疑問的，我正在通過的艱苦經驗，是由於多生累劫以來積聚功德和淨化業障所產生的福報。」在他的心中有大喜悅。

　　我也充滿喜悅，想著：「太棒了，這位上師正在修持佛陀的教法：『永遠信受奉行佛法，即使是越火牆刀田。』」

　　偶爾當喇嘛沒注意時，我也會放聲大哭，想著：「這位聖人即將死在這個沒有其他人看得見或聽得到的地方。」

　　透過禪修和訓練，我們可以學習如何放鬆我們的執著。過去困擾我們的身體痛苦，將變得不那麼激烈，甚至完全消失。大家都知道，有些人比其他人還能忍受痛苦。

有些人在看牙醫時根本不需要麻醉，其他人卻在事前就感到痛。

這裡不是在談受虐狂——為痛苦而尋找痛苦。反之，我們的目標是在發展一種改變痛苦的影響力和見解的態度。如果我們有劇烈的牙痛而又無法立刻看牙醫時，可以嘗試放鬆，不把牙痛看成是負面的。只要不過分在意和憂慮，我們就可以不把痛看成那麼嚴重。

對痛苦抱持清淨見，就是將痛苦視為一項正面而富有啟發性的機會，可以讓我們練習放下自我。在非常高層次的技巧中，不僅可以把痛苦了解成正面的，也可以直接感受到一切都是喜悅的——不論是日常的快樂經驗，或大多數人歸類為負面的身體痛苦。

一個人如果能夠把每一個經驗都轉化成快樂，即使身體很虛弱、受傷或衰老，他的心理將是安詳的。澤列‧耐曹‧朗措（Tsele Natshog Rangtröl）如此描述噶舉派（Kagyü School）大師尚仁波切（Zhang Rinpoche）：

> 當尚仁波切已經圓滿「方便道」的悟證和經驗時，他那些腳被戮穿、頭被石頭擊傷等種種經驗，都立刻在他心中生起快樂和開放的結合。

對我們大部分人而言，清淨見的修習需要時間和耐心。但即使沒有完成最高層次的修習，正面的態度將可以改善我們的生活，讓我們能夠更輕鬆有效地處理一切難

題。

不過，在能夠實際獲得這種修習的利益之前，我們必須先對它打開我們的心。大多數人並不認為我們可以把生命中的每一件事情都看成是正面的。我們說：「這不誠實，生命並不是像這個樣子。」、「我不夠堅強或好得足以這麼感覺。」、「某些情境確實太恐怖了。」

有幾點應該牢記在心。第一，記住最大的問題是：各種經驗在本質上確實是開放的，但我們卻堅持加上不同的概念。晚上和白天既不是好，也不是壞，但如果我們決定只要白天，討厭晚上，那麼晚上就會變成是可憎的。

第二，我們不應該以執著的方式，對我們的麻煩和負面經驗加以認同。即使烏雲會障蔽我們的真性，但我們實際上是安詳的，本質上是圓滿的。我們必須覺得自己和別人都是好的，對真實的自己感到快樂。

最後，我們必須知道我們確實可以改善自己的生活和外貌，找到快樂和安詳，從負面走向正面。我們有許多方法可以達到這個目的——知識的、情緒的和精神的。在治療之道上，我們所經驗的一切都可以幫助我們。

在佛教中，菩薩是一個開悟的人，他活著是為了幫助我們這個世界的眾生度過喜樂和悲傷。偉大的文殊師利菩薩有一次在佛陀本人的面前，教導其他的弟子如何讓每一個情境都能在我們心中啟發治療的力量。文殊師利菩薩在《華嚴經》中說：

當菩薩看到人們有許多愛時，他必須這麼想：

「願一切衆生對於佛法都有許多的愛和奉獻。」當菩
薩看到人們有許多恨時，他必須這麼想：「願一切衆
生對於一切有爲法都有恨的感覺，以便能夠努力尋求
解脫。」當菩薩看到人們有許多快樂時，他必須這麼
想：「願一切衆生都能獲得成佛的喜悅財富而非常快
樂。」當菩薩看到人們有痛苦時，他必須這麼想：
「願一切衆生的痛苦因爲在他們心中所播下的菩提種
而得到紓解。」

一致和努力

我們面對問題時，總是急著尋找解決方案。但一等到
那些問題減輕時，我們就忽略了加強和保存我們的治療能
量所需的訓練。當問題重新泛現，我們就責怪該法門：
「這個法門我修了許多年，但還是有同樣的問題。」錯誤
不在法門，而是在人，因為他已經離開了治療的訓練和隨
之而來的利益。

一旦你訓練一隻小狗不可以跳到桌子上，你就必須始
終一致地絕不允許牠跳上桌子，否則牠就會被攪糊塗，而
牠經由訓練所形成的習慣就會被遺忘了。因此，我們必須
維持在任何訓練中所養成的一切正面習慣，就好像每個月
我們都必須繳保險費，才能確保老病的安全。

只有在我們充分發揮生命能量，並致力於修行時，治
療的效果才會出現。即使隱居多年全力修行，但只要中斷
訓練幾個月，我們可能會發現又回到原點。

一旦達到真正的突破，如果能繼續一致地修行，即使

是每天只花幾分鐘的時間，心的穩定性就不會消失，反而
將繼續加強。

　　即使我們不是出色的學生或聰明的禪修者，但如果能
夠持續練習，會比那些自稱是智慧的學者和弘法者進步得
快。貝珠仁波切（Paltrül Rinpoche）引用西藏佛教中
陰救度法傳承的創立人吉梅・林巴（Jigme Lingpa）的
話：

> 不精進修行的人，
> 智慧、力量、財富或加持都幫不了他。
> 他就像一位有船而無帆的船長。

西藏諺語說：

> 學者到頭來還是兩手空空如也，
> 貞誠者即使面對須彌山般的挑戰
> 都可以將它搗碎成塵埃。

　　如果精進修行的話，即使頭腦簡單，都可以抵達我們
的目標。朗宗巴（Lamchungpa）的故事正是如此，他
是古代十六位阿羅漢之一。他只是清洗其他比丘的拖鞋，
就了解「善逝」（佛陀）的教法。第一世達賴喇嘛重述這
個故事：

> 朗宗巴的心非常遲鈍。佛陀的許多弟子都放棄教

導他。因此，佛陀就教他清洗其他比丘的拖鞋，並複
誦兩句話：「塵埃已經洗清。染污已經洗清。」他花
了很大的功夫才記住這兩句話。如此工作很長一段時
間之後，有一天他的心中突然出現一個念頭：「哦！
佛陀說『清洗塵埃』和『清洗染污』是什麼意思呢？這是
指裡面（心）和外物（拖鞋）的塵埃和染污嗎？」當
下他的心中出現三個新偈子：

這不是泥土而是貪欲的塵埃。
塵埃是貪欲而不是泥塵的名字。
已經把塵埃清洗乾淨的智慧者
在善逝教法中證得覺醒。

這不是泥土而是瞋恨的塵埃。
塵埃是瞋恨而不是泥塵的名字。
已經把塵埃清洗乾淨的智慧者
在善逝教法中證得覺醒。

這不是泥土而是愚癡的塵埃。
塵埃是愚癡而不是泥塵的名字。
已經把塵埃清洗乾淨的智慧者
在善逝教法中證得覺醒。

然後，他努力思惟這三個偈子的意義，不久就證
得阿羅漢果，這是一種完全淨除情緒和心理痛苦的境

界。

平衡

　　平衡對於禪修和日常生活都是重要的。過分強迫和匆忙只會產生僵硬、壓力、偏執狂和痛苦。過分鬆散和懶惰則會導致白日夢、幻想，並缺少焦點、力量。為了學習如何禪修，只珠仁波切勸我們要注意經典中所提及的故事：

　　　　佛陀的大弟子阿難，教億耳（Shravana）如何禪修。但億耳總是做不好，因為他的心有時候太緊，有時候太鬆。佛陀聽到這種情形之後，就問億耳：「當你未出家前，不是擅彈吉他嗎？」
　　　　「是的，很擅長。」他回答。
　　　　「吉他的聲音來自緊絃或鬆絃呢？」佛陀問。
　　　　「都不是，尊者。聲音來自平衡的絃。」他回答。
　　　　「那也就是你的心所需要的。」佛陀接著說。
　　　　因此，億耳以平衡的心來禪修之後，就得到了應有的果位。

　　在禪修中，我們放入全部的注意力和精力，這需要某種程度的努力。但我們切不可以感到緊張，否則禪修是不會有效果的。就像吉他的絃一般，我們是緊但又放鬆的──換言之，是警覺而不緊張。如果太懶散，心就無法變得穩定而平衡。如果緊張，就會把能量燒盡，最後形成執

著。貝珠仁波切引用西藏最有名的女性上師瑪琦・拉瓏
（Machig Labdron）説：

　　　　禪修見的關鍵點，
　　　　在於緊而又放鬆。

　　為了在日常情境中保持心的平衡，其關鍵是彈性。十
世紀印度最偉大的佛教大師，阿底峽（Atisha）寫道：

　　　　　　　　ᵔ
　　　　每當你的心掉舉時，
　　　　就必須記住上師的教誨，
　　　　粉碎你的傲氣。
　　　　每當你的心昏沉時，
　　　　就必須給予啟發。
　　　　每當你面對貪或瞋的對象時，
　　　　就必須把它們看成幻想和幽靈。
　　　　每當你聽到不喜歡的事情時，
　　　　就必須把它們視爲回音。
　　　　每當你的身體受傷時，
　　　　就必須接受它爲業果。

　　一位滑雪好手即使在旋轉和表演特技時都能保持平
衡；同理，我們需要覺察到我們的中心。如果我們走向極
端，就會失去平靜的內心，變得不平衡。譬如，在人際關
係中，我們需要友誼和支持，也需要獨立。

人們在與別人相處時，往往都會落入極端。有些父母在互相過分依賴的關係中，扼窒了他們的孩子。有些父母親則會恐懼情緒上的親密，無法給予孩子足夠的支持。是的，每個人必須能夠站在自己的雙腳上。但大體說來，親密感具有滋養效果，讓親子雙方都能在情緒方面有所成長。父母親必須與他們的孩子交談，加入孩子的遊戲和生活，表達他們對孩子的溫馨和愛。他們也必須容許孩子成長，有自己獨立的空間。這就是我們所需要的平衡。

許多長大成人的孩子把自己的情緒問題歸咎於父母，或反抗任何權威。我們也許需要了解我們的過去，但責備並不會帶來自由。如果我們陷入憎恨之中無法自拔，就會在身體內產生毒素，執著它們，終至傷害我們自己。治療就是答案。如實地看看過去，然後寬恕和放下。這是發現安詳之道。

極端的自我依賴，或者恐懼依賴別人，都會阻礙我們在情緒和精神方面的成長。有些人除了自己之外，拒絕去依賴別人。但由於過分的驕傲或恐懼，他們自己會否認精神訓練的利益。他們懷疑老師或特別教法能夠幫助他們，這種懷疑也讓他們無法得到治療。完全不依賴別人是可能的，但對我們大多數人而言，在學習如何處理問題時，想要完全獨立的企圖是錯誤的。

我們需要別人幫助，讓生命少一點掙扎。來自家庭、朋友和社區的支持，是非常正面的。同時，努力要在情緒和精神方面有所成長的過程中，我們必須依自己的步伐和能力前進，不可以依據別人的時間表。在每一個環境下，

如果我們能夠保持平靜和放鬆的話，必然可以發現平衡。

感覺

當別人告訴我們一個富有啟發性的故事時，帶來啟發性的，不是聽它，而是「感覺」它。與任何治療的來源相連接時，有效的方法不只是「看」或把它當成治療的對象，而是用我們全部的生命去「感覺」它。

修習治療訓練的方法，就是在你的心中──在你的正面感覺中──以你自己為中心。不要只是想，還需要感覺。不錯，精神成就的最高階段是超越優秀的、相對的見解和感覺──超越主體和客體，超越正面和負面，超越能觀想的「我」和所觀想的影像。不過，就我們這些還在與痛苦和興奮搏鬥的人而言，立即而適宜的目標是嘗試把負面的觀點轉成正面，以便治療我們的痛苦感覺，並且從內心深處感受到撫慰性的喜悅。

以你全部的身心來看或感覺

緊張的時候，特別是在開始的階段，我們會以眼睛來看被觀想出來的影像，或以頭腦來思考一個對象，或以心來感覺某件事，因此自然而然就把我們的能量侷限在某一個區域了。

對某些練習而言，這種方法是有幫助的。不過，如果練習時過分緊張，因而把能量侷限在身體的某一個部位，有時候反而會造成問題。

譬如在觀想時，也許會把太多的能量集中在眼睛上，

或把感覺過分緊繃地集中在心臟區域。在西藏，這稱之為「氣」，心專注在那個部位，氣就會流到那個部位。太多的氣停留在一個部位，就會造成緊張甚至疾病。

解決方法就是放鬆，並以我們的全部存在將注意力貫注在我們的專注上，一點也不要掙扎。如此，我們就是在以整個身體來看和感覺，氣得以擴展，而不是被緊緊地侷限在一個部位。在日常生活中，如果你太用力盯著電腦螢幕，也許就會頭痛，除非你以比較放鬆的方式來看。同樣情況，歌手除非學會如何放鬆，並藉著呼吸把聲音從丹田帶上來，否則聲帶就會繃緊。如果禪修變得緊張，當下就要鬆弛，讓心和身能夠以放鬆的方式來禪修。

祕密的力量

精神訓練如果被當成祕密教法來傳授，當成祕密寶物來受持，當成密法來修習，除了上師之外誰也不相信，其效果經常會比較好。教法的終極目標是把我們開放出來，而不是限制或孤立自己。但是特別在開始的階段，需要集中我們的能量和專注力。祕密可以幫助我們做到這一點。

如果把我們所學習到的教法，當作餐桌上的話題，或視為商品、達成世俗目標的工具，那麼我們就是在分散自己的能量和靈感。當我們祕密修行時，專注的能量將可以更有效地發揮，就好像引擎駕馭著力量把火箭推出地心引力，因為燃燒的燃料被控制在極大的壓力下，而非四面八方地散失。

了解我們的力量和弱點

我們大家都是不同的，各有自己的脾氣和特殊心性，但我們都能夠找到安寧。寂天菩薩説：

> 看到自己的血，
> 有些人變得更勇敢更強健。
> 即使看到別人的血，
> 有些人還是會昏蹶過去，
> 這些反應都是由於
> 心的力量或怯懦。
> 因此不需要理會問題，
> 讓你的心不受痛苦傷害。

一切人類的真性都是圓滿的，這就是我們的巨大力量。了解這一點之後，我們必須建立個人的力量，治療自己的弱點。

承認自己的弱點，有時候是一件困難的事。我們有些人鐵石心腸、傲慢自大；有些人脾氣暴躁，對什麼都看不順眼；有些人醉心於金錢和權力，沉迷於無止息的自我滿足和狂亂思想中。如果我們有上述任何一種狀況，就需要軟化我們那粗暴、堅硬的自我，嘗試尋找平衡。禪觀這個世界的愁苦、失落和問題，可以打開我們的心。

不幸的是，如果我們是驕傲自負的人，我們就是自己最壞的敵人，因為我們連看到自己的問題都很難。因此，

承認自己的缺點，是重要的第一步。

　　此外，我們有些人沮喪、虛弱、混亂，甚至有自殺傾向。如果我們對一切都沒有信心，最好是觀想具有啟發性的訓練，諸如恭敬、正面的態度、清淨見、慈悲和愛心。我們必須放下憂慮和懷疑，相信自己和教法的力量。

　　了解自己，可以大大幫助我們從上師或善知識得到開示。我們不需要單獨前進；我們可以從朋友和其他人接受滋養的禮物。同時，終極而言，治療確實就在我們自身之內。在最真實的自我中，我們可以發現我們所需要的答案。亙古以來的教法提供了路標。我們需要把溫暖和創造力帶入我們所實踐的法門。

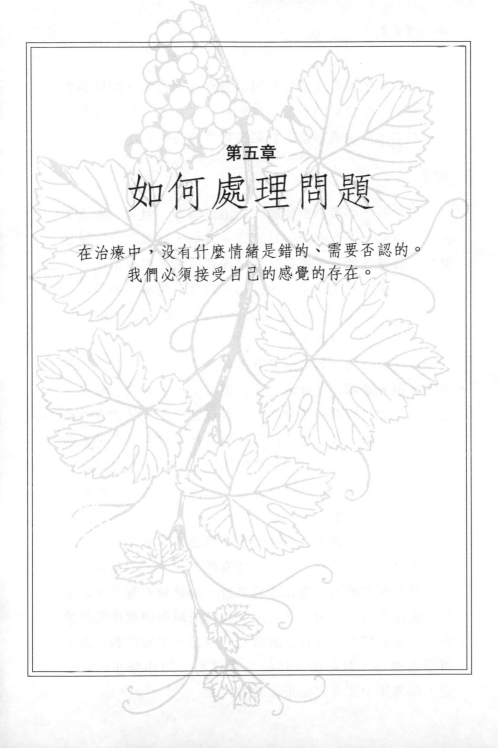

第五章

如何處理問題

在治療中，沒有什麼情緒是錯的、需要否認的。
我們必須接受自己的感覺的存在。

　　我們已經看到問題如何因執著自我而產生，同時我們可以藉著發展放鬆執著的態度和技巧來減輕問題。現在，讓我們集中討論處理問題的某些實際技巧。

避開

　　通常我們必須面對問題才能治療問題，但並非永遠如此。有時候，上上之策卻是避開。譬如，如果你的問題是溫和或暫時性的——不是一種根深柢固的習慣或劇痛的感覺——忽視它就足夠了，而且也是適當的對策。對於此類問題，並不需要或值得奉獻太多精力。如果我們不予理會，這些問題就會離去。

　　在其他時候，如果還沒有做好面對問題的準備，我們也許必須先避開，就好像兵士在開戰之前，必須暫時撤退或休息。如果問題過於強烈、尖銳或初來乍到，你也許沒有力量去面對，或缺乏任何訓練來直接平息它。太早面對問題，可能會點燃痛苦，讓問題變得比實際情形還棘手。在那種情況下，適當的處理方法——至少是暫時性的處理——將是避免去想它。之後，當你重新獲得鎮定和心的力量之後，就應該嘗試去解決問題，或透過禪修來紓解它。

　　不過，對那些心志堅強和狂亂的人而言，不僅要看問題，還要深深地去感覺和經驗痛苦，這將會有幫助。如果我們總是覺得自己對而別人錯，我們的驕傲將遮住我們的眼睛，讓我們看不到自己的問題。因此，即時面對痛苦，而非逃避它，將可觸及你的生命核心，把你帶回你的感覺，讓你集中注意力在正確的方向上。

　　有時候，避開是治療過去創傷的最佳良藥。即使殘留著餘痛，如果負面的經驗能夠繼之以強烈的正面經驗，其影響力將可以降低。在那種情況下，問題可能就會被中立化。因此，最好的對策不是重新製造問題，而是以正面的經驗前進。

承認和接受

　　有時候，只要看看問題，一眼就可以知道它是可以不必理會的芝麻綠豆小事，繼續去過我們的生活。但其他問題卻必須完全正視，才能得到治療。這就是治療練習的目標。但在治療之前，第一步是承認和接受。

　　許多人嘗試推開重大問題或加以壓抑。我們知道執著會讓問題惡化，壓抑亦然。它是另一種形式的執著「自我」，因為我們把問題標記為不惜任何代價都要避開的束西。只要執著這種負面的觀點，我們就會因嘗試推開我們不要的束西而限制了我們的真性。嘗試推開那些需要治療的問題，也許可以暫時眼不見為淨，但令人感到洩氣的是，它們常常以比較強烈或比較有害的形式重現。

　　如果不找出問題，只是一味掩飾，就好像閉起眼睛摸索著動手術。為了發現解決之道，我們需要清楚地看和接受問題。

　　同時，我們不需要在心中擴大困難度，因而把問題複雜化，即使它似乎很嚴重。即使我們的情緒已經產生困擾，我們仍然能用智慧告訴自己，我們是可以解決問題的。我們可以提醒自己：別人已經成功地解決了類似的問

題。記住：我們擁有巨大的內在智慧、力量和彈性，即使
我們因為表面的煩惱而無法經常感覺或明白這一點。如果
我們對於自己的問題過分敏感和情緒化，痛苦之輪只會轉
得更快而已。寂天菩薩寫道：

> 熱、冷、雨、風、病、
> 束縛、毆打等等，
> 對於這些你不可以敏感。
> 否則，它們所造成的問題將增加。

　　承認問題之後，我們需要準備做一切該做的事，以便
治療它。我們必須有熱情和信心，相信我們確實可以改進
自己的生活。有些人無意識或甚至意識地執著他們的問
題。有些人說：「我喜歡混亂，如此生命才有滋味。」但
他們的真正意思可能是他們寧可受苦。我們的目標必須是
治療我們的痛苦。

　　如果我們決意要治療，每一個問題將變得比較容易處
理和忍受；我們原本認為是恆常和不可解決的其他問題，
也可能消失得毫無蹤影。我們需要學習技巧並獻身其中，
這是在我們碰到重大問題之前，可以立刻就對自己有所幫
助。寂天菩薩說：

> 如果你訓練有素，
> 沒有那一樣不變得容易。
> 首先訓練去容忍小問題，

之後你會變得能夠容忍大問題。

發現來源

雖然一切痛苦的根源是執著自我，但我們會想要從周遭去尋找問題的特定來源。作為承認問題的助緣，以下這個練習是有幫助的。選擇一個不太會令你分心的舒適地方坐下來。放鬆你的身和心。做幾次深吸呼，想像你的一切憂慮都隨著吐氣而解除了。感覺安詳、清明而空闊。在那種安詳中放鬆一會兒。然後，慢慢地看你所面臨的問題。看它，也感覺它。承認它的存在。

記住這個問題是何時、何地和如何開始的。在你的心中，慢慢回憶痛苦最早發生的可能時間、地點和來源。看看問題可能的形狀、顏色、溫度和所在。

回到問題的原始來源，有幾個好處。第一，只要觀想原因和感覺它們，我們就已經在治療了。第二，回到過去所產生的時間和空間感，可以比我們現在所覺察到的來得大；透過向一個比較空潤和寬廣的角度開放，可以讓我們對這一個特別問題不感到那麼焦慮。最後，藉著回到根源，我們可以在問題的根源處赤裸裸地抓到它，並且透過治療練習，把它像野草般地連根拔起。

我們不必急著尋找和完全了解每一個問題的根源；反之，當原因在這個時刻自己呈現時，我們必須好好處理它。

再者，在這個過程中，我們也必須對自己和別人修持慈悲觀。譬如，如果我們發現父母親犯了傷害我們的錯

誤，我們應該看清楚這一點；同時，我們必須記住他們像其他人（包括我們）一樣，也都有貪瞋癡。我們應該同情他們，也要高興有機會打破可能已經傷害我們好幾代親子關係的愚癡鎖鍊。我們的反應可以是：「多棒啊！我現在終於看到這一點，而且能夠治療已經傷害我們家這麼久的毒。」

透過治療解除問題

在尋找問題的來源時，我們必須客觀地看——它們是如何呈現的，它們是什麼——但不可以負面地為它們貼上標籤。否則，我們的訓練將推動另一個情緒和痛苦的輪子。

以下是一個簡單的例子：如果你的頭在痛，最好要知道哪裡出了問題，原因是什麼。同理，如果你和朋友之間出現問題，最好要承認那個問題，並且了解它，如此你才能開始處理它。但是在概念上和情緒上，如果你把問題看成和覺得是「壞的」、「可怕的」、「無法忍受的」等等，那麼小小的一個難題，就會像星星之火可以燎原。情緒上處理問題的方法可以這樣說：「我頭痛，但還好。」或至少說：「不妙，但我可以處理。」或「很痛，但每個人偶爾總是會生病的。」

在治療中，沒有哪一種情緒是錯的，或是需要否認的。我們必須接受自己感覺的存在，歡迎它們，容許它們浮現，如此才能加以解除。如果訓練激起情緒上的痛苦，把它看成是正面的，因為痛苦表示訓練有了效果，而一個

重整的過程正在發生著。對問題感覺悲傷，並不礙事。容許你自己感覺你的悲傷，並且把它當作是與問題根源相接觸的方式，以便從你身體系統中抽出痛苦的根源。如果淚水來了，就容許你自己哭。哭可以紓解執著痛苦時所產生的心理焦慮、身體壓力和化學毒素。

　　把我們的問題告訴那些知道如何傾聽的人，也有助於解除痛苦。如果我們能夠自然而坦誠地表達自己的思想，絲毫不執著、隱瞞或防禦我們的痛苦，對我們而言，將更具有治療效果。透過深呼吸和哭泣來紓解壓力，也是治療的一部分。

　　當情緒激起時，我們必須去感覺，但不可以捲入痛苦之中，或讓問題對我們造成不必要的強烈影響，致使它更根植在我們心中，並且加深我們的負面態度，甚至造成身體症狀。其觀念是要去除痛苦，而不是要把痛苦挖得那麼深，以致於傷害到自己。**憂慮我們的憂慮，只會讓問題惡化，不會變好。**杜竹千仁波切說：

　　　　如果不對問題感到焦慮，即使是巨大的痛苦，我們的心力都可以幫助我們輕易地承受。我們將會感覺痛苦就像棉花一般的輕和空虛。但如果我們心懷焦慮，就會使小小的痛苦變得無法忍受。譬如，當我們正在想一個女孩子的漂亮時，即使我們嘗試去掉欲望，我們將如欲火燒身般的難過。同理，如果我們專注於痛苦的痛苦特色，將無法發展出容忍的能力。

正在受苦的時候，我們需要開放，不要嘗試強迫我們的感覺進入某些僵硬的期待。有些問題立刻就可以治療，其他問題則需要長時間才能治療。譬如，悲傷可以是一種非常龐大的情緒。我們應該給予悲傷本身所需的空間來治療，不要為自己訂下時間表。嘗試趕走悲傷，就好像要河川依照我們的規劃停下來。河川必須一直流下去，首先是涓涓細流，最後會流出自己的河道。如果我們要求迅速停住或否認悲傷，它也許會隱沒起來，而在某種程度上經年累月地傷害我們。

平靜地面對問題

在處理問題時，尤其是牽涉到別人的話，我們需要保持平衡。如果我們處於高度的情緒壓力下，最好什麼都不要說或做。如果你覺得憤怒、興奮或極度快樂，要等待一下。否則，你所說的會是不真或只有部分真，而且可能會造成傷害。當你感覺比較平靜時，再思考各種方案是否務實。討論事情或做決策的時機，就在我們平靜時。

處理人際關係時，承認問題是重要的步驟。但每個人在承認他自己的錯誤時，採取比較寬廣的角度也是重要的。這時候不要點燃情緒的風暴，而要等到自己已經平靜而清醒，這時才能夠理性地思考：「什麼因素造成我們的問題？」當你開始發現問題，即使問題似乎有點棘手，你都要以放鬆的方式承認它，這麼想：「是的，這就是。謝謝老天爺，我已經接近問題的原因！」不要失去心的平靜，要以治療的決心來接受、面對問題，這麼想：「我不

對勁，我的伙伴不對勁，我們的關係不對勁，但這一切都沒問題。我們會處埋它。我們能夠治療它。」

在這個階段，如果你不能夠避免油然生起焦慮，就不要擔心焦慮。如果不對焦慮感到焦慮，焦慮本身將失去它的刺激性，不會形成力量。

正面看問題

如果我們習慣安住於負面的情境，並與之抗爭，我們的整個心態、見解和經驗必然會變成負面的，而且充滿痛苦。把問題看成是負面的，經常思及、談及它是多麼恐怖或痛苦，必然會使小小的問題變成像山一般高大堅實，像刀一般銳利，像夜晚一般黑暗。杜竹千仁波切寫道：

> 每當遇到問題時，不管它是來自有情眾生或無情世界，如果我們的心習慣於只看到痛苦或負面的部分，那麼即使是小小的負面事件，都將引生巨大的心理痛苦。因為只要沉溺於任何概念，不管是苦的或樂的，它的經驗必然會被強化。當這種負面經驗逐漸變得強大時，不管呈現在我們面前的是什麼，大部分都將成為痛苦的原因，快樂將永遠沒有機會生起。如果我們不體悟錯誤出在心獲得經驗的方式，如果我們把一切問題都只歸咎於外在環境，那麼諸如憎恨和痛苦之類的負面行為，它們永不熄滅的火焰將在我們身上增長。這就是所謂：「一切表象都以敵人的形式生起」。

　　不管什麼環境，即使它表面上是負面的，我們都必須嘗試看它的正面部分。不過，如果我們有了負面的思想或感覺，記得要溫柔地對待我們自己。讓我們不要說：「唉，我又倒楣了！」或「我多蠢啊！」因而使得這個感覺變得更加負面。否則，負面之輪將永不止息地轉動。相反的，我們必須覺察到自己的思想和感覺，說一聲：「哦！嗯！」如果辦得到的話，就把注意力轉向治療練習或其他的事，把我們的心從負面之輪轉向正道。杜竹千仁波切強調：

　　　　我們不但要讓我們的心不被楣運和痛苦所動，還要從變化無常的事物當中，把快樂和安詳帶給我們的心。為了達到這個目的，我們必須阻止邪惡力量和粗暴言語的生起。我們必須習慣於只生起喜歡的感覺。因此，我們必須不再把有害的環境看成是負面的，反而要盡一切努力訓練自己把它們看成是有價值的；因為事情是否適意，完全決定於我們如何看待它們。

　　強烈的正面能量能夠阻止或紓解痛苦。但正面態度的最顯著效果，不一定是阻止痛苦的發生，而是當痛苦來臨時，讓它不變成負面和痛苦的力量。杜竹千仁波切寫道：

　　　　因此，由於精神訓練的結果，當我們面臨敵人、疾病和傷害性力量時，可以不受這些障礙的傷害。這並不表示我們能夠驅逐它們，或它們不會發生。反

之，這表示它們雖然生起，卻不障礙我們對於快樂和覺悟之道的追求。

我們可以和我們的問題交朋友。當困難的情緒來臨時，我們可以問它們要什麼。只要對問題更友善些，我們就可以發現應該做些什麼。我們也許需要放鬆和停止執著。好好照顧我們自己和我們的真正需要，或以某種特別方式改變我們的行為。如果我們把覺察力帶到問題之上，而不是推開或盲目執著它，問題本身就掌握著自我治療的鑰匙。允許大問題擁有足夠的空間，可以讓我們做好治療的準備。

精神修行的主要目標，在於從我們的心理空間清除自小以來一直在收集的知識和情緒垃圾，並把空間提供給真正的放鬆、享受的經驗。我們必須體悟，正面的思想或啟發就像健康食品一般，可以變成心靈的滋養品。反之，負面的觀點和煩惱就像廢棄物一般，會毒害人們。

因此，我們必須清楚地看自己和問題，卻不可以把自己拉入痛苦的深淵。如果我們猛力要解決問題，就會引燃問題。有時候需要耐住性子，讓問題在時機成熟時自動顯露並消解。

保持平衡和正面，常常不是一件容易的事。因此，一定要堅決不讓我們的心把問題看成是負面的。如果我們只能夠負面地看待問題，解決之道就是讓其他的事佔據我們的心，諸如閱讀、整理花園、油漆，或自然、藝術、音樂之美。

　　我們的心搖動不定，需要正面態度的訓練，這可以從我們處理日常生活細節的方式上開始。如果下雨，我們可以欣賞雨。豔陽天很美麗，但下雨也可以很美麗。如果下雨會造成不便，就穿上雨衣或撐把傘，不要陷入負面的情緒。我們如實地看雨，繼續過我們的生活。

　　只要能善加利用情境，我們的心就會變得比以前強壯。當我們學會笑我們自己和我們的問題時，我們就得到治療了。當我們學會欣賞自己，不把問題看成是負面，我們就可以正面地面對一切。正面的思考是我們必須培養的好習慣，因為這可以治療我們，讓我們在生活中感到快樂。杜竹千仁波切說：

　　　　透過這種練習，我們的心將變得溫和，我們的態度將變得寬廣，我們將變得容易相處。我們將有勇敢的心，我們的精神訓練將變得自在無礙，一切惡劣環境將變得神聖而吉祥，我們的心將永遠充滿安詳的喜悅。在這個殘敗的年代裡修習覺悟之道，我們絕對少不了這種把苦樂轉化成覺悟之道的訓練。當我們不受焦慮之苦所煩惱時，不僅其他的心理和情緒痛苦將消失，有如武器從兵士手中掉落一般，而且在大多數的情況下，即使是疾病之類的實際負面力量，也將自動消失。

　　　　過去的聖人說：「只要不對任何事物感到不悅或不滿足，我們的心就可以不受干擾。當我們的心不受干擾，我們的氣就可以不受干擾，因此身體的其他組

織也將可以不受干擾。由於這種安詳與和諧，我們的
心將不受干擾，而喜悅之輪將持續轉動。」他們也
說：「就像鳥兒可以攻擊馬、驢背上的潰爛處而輕易
地擊傷牠們，負面的力量會很容易找到機會，去傷害
那些天性就害怕負面焦慮的人們。」

　　當我們不再這麼關心必須保護和執著自我時，痛苦就
會變成體悟安詳和快樂的工具。只要我們有正面的態度，
痛苦將變成糖果一般的甜。在佛教裡，將它比喻為「拉
度」（ladu）——印度一種甜而非常辣的蜜餞。杜竹千仁波
切告訴我們，培養隨遇而安的容忍具有重大益處：

　　　我們必須這麼想：「過去我所經歷的痛苦，以前
　　多顯苦的形式，對於我今日所獲得的幸福助益匪淺，
　　……這些都是難能可貴的。同樣道理，今天我正在經
　　歷的痛苦，將繼續幫助我得到這些同樣殊勝的結果。
　　因此，即使我的痛苦很劇烈，它也是無比適意的。」
　　俗語說得好：它就像「拉都」蜜餞，混合著小豆蔻和
　　辣椒。
　　　反覆思惟這件事，培養心的快樂和安詳經驗。透
　　過這種方式的訓練，將可生起無量的心理快樂，讓五
　　官的痛苦變得像沒有知覺般的輕鬆。因此，擁有不受
　　痛苦傷害的心，是那些以容忍克服疾病的人們的特
　　徵。……「轉化不喜歡痛苦的思想」是「轉痛苦為覺
　　悟之道」的基礎。當我們的心受到干擾，而我們的勇

氣和興奮被焦慮消滅時，我們將無法把痛苦轉成覺悟
之道。

當然，我們有許多人喜歡在痛苦來臨時把頭藏在沙
中。如果對於正面的態度沒有很多經驗，我們也許會懷疑
任何人怎麼可能充分擁抱苦樂參半的生命。就像跳傘選手
已經學會如何在廣袤的天空飄浮，但當我們看到有人興奮
地從天而降，我們會懷疑這怎麼可能。其祕訣就是放鬆和
放下。不久之後，我們就可以對生命變得比較開放。

我們可以從擴大對負面經驗的觀點開始。譬如，我們
通常會把悲傷想成負面。不過，當我們適當地哀傷時，它
就不真的是負面的，因為我們正在從受傷中得到治療。在
某些情況中，悲傷可以實際上變得很美麗。譬如，許多人
認為歌劇或流行音樂中的悲傷曲調很美。因此，悲傷的情
緒不見得就是「壞的」，除非我們如此認為。

終極而言，一切現象都是超越負面和正面的，都是開
放的。正因為經驗是開放的，所以我們能夠選擇正面的外
貌，而不感覺如此焦慮，即使某個情境看起來很糟糕。它
也可以幫助我們去看和感覺到問題是完全開放的。我們可
以在開放中禪修。

以開放性看待問題

當我們覺得被悲傷或寂寞之類的問題籠罩時，我們可
以沒入悲傷的開放性中。讓你的呼吸變得放鬆。不要嘗試
推開悲傷，或把它貼上壞東西的標籤，反而要順其自然，

心理上要開放而平靜。讓悲傷的微風吹來，就好像你張開雙臂歡迎它一般。毫不執著或帶著判斷地感覺它，還其本來面目。盡你一切可能，保持輕鬆。慢慢經驗和品嚐悲傷本身的感覺。

放鬆和融入感覺，在其中放掉你自己，空間錯入空間。你已經超越了悲傷的概念，你和悲傷的真性（最終極的安詳）結為一體。不久之後，你可能會發現悲傷變得較容易處理。也許它已經開始融解成安詳的感覺。放鬆在那個安詳之中，越久越好。

我們可以用同樣的方式處理身體的病痛。當然，我們應該運用我們對病痛的常識；如果是嚴重或不尋常的疼痛，有必要的話，就應該看醫生。以禪修來處理身體的痛和心理的苦，並不排斥其他可能有效的治療和處理。

在處理痛的問題時，如果我們不要太在意，或不從負面的角度來想它，有時候它會立刻紓解。

在其他時候，也許就需要完全面對它。有慢性病痛的人，如果練習對痛禪修，也許會發現稍為紓解。與痛結合為一。給你自己有機會看看痛，不要貼上一般的厭惡標籤。以一種緩慢而放鬆的方式，接近你所感受到的身體知覺，只需與它在一起就夠了。一方面維持放鬆的呼吸，一方面經驗身體的感覺。以一種安詳的方式，長久停留在感覺上，或者不拘時間多長，只要覺得舒服就可以。最後，慢慢把你的覺察力帶回到身體的其他部位和周遭環境。

你也許會發現，以這種方式經驗到的身體感受，不像平常時候那樣討厭，而且你可以把這種經驗帶到生活中的

其他層面。每天花點時間，以這種安詳而溫柔的方式處理你的痛，可能會有所幫助。

最高級的佛教修行法門，就是以開放的方式對待問題，但任何人都可以配合正面態度的培養，把它應用到日常生活上。

處理恐懼

許多人有恐懼和焦慮的困擾，希望能從壓縮他們生活的情緒中解脫出來。恐懼的治療，就像許多問題的治療一樣，也是掌握在我們手中。治療的方法有很多，完全依環境和個人習性而定。這裡介紹一些方法，有助於複習本書所介紹的實際技巧。

最先要體悟的，應該是：恐懼也可以成為朋友和幫手。在危險的時候，恐懼可以給予我們的腳力量，讓我們跑得比我們所想像的還要快。我們也可以欣賞日常生活中比較世俗面的恐懼。譬如，如果我們恐懼考試會不及格，也許就會感覺到有強烈的動機想要好好用功以通過考試。

如果恐懼或焦慮是某個比較深的問題的徵候，不應該去掩飾它。注意某一個咄咄逼人而尖銳的焦慮，可能會提供我們治療問題的鑰匙。

常常我們只需要面對恐懼，它就消失了。恐懼和焦慮畢竟都是由我們自身產生的。了解到這些情緒都是虛構出來的東西，可以給予我們力量來消除它們。當焦慮已經變成習慣、負面的思考模式，我們就必須提醒自己，它不是真實的或牢固不破的。由於我們習慣性地執著焦慮，我們

也許會把它想成真實的，但如果放鬆那種執著，我們可能
會很驚訝地發現，恐懼其實只是紙老虎而已。

　　因此，我們可以面對恐懼，並且在恐懼之中找到治療
的鑰匙。或者我們可以自由地忽視或捨棄它。或者當恐懼
似乎大到無法在當時處理時，我們也可以逃避，而在稍後
準備妥當時，再回來治療它。

　　有時候，由於環境似乎緊箍得讓我們無法逃避恐懼。
那麼我們可以試著排除負面的標籤，把恐懼的真性了解成
純淨的能量。優秀的演員和演說家都知道，怯場可以讓他
們警覺，並做好出色演出的準備。榮獲英勇獎章的軍人表
示，他們也會感到恐懼，但恐懼都被轉化成勇氣。如果我
們能夠融入經驗之中，巨大的恐懼可以讓我們覺得生活非
常充實，即使我們只剩下幾分鐘可以活。不管情境如何，
關鍵點是不要執著恐懼。

紓解強大的恐懼

　　人們發展出各式各樣的恐懼，例如幽閉恐懼或飛行恐
懼。在這些情況下，問題出在恐懼的恐懼，拉緊的心絃把
某些原先的恐懼加以放大和複製，直到口乾唇燥、喉嚨緊
鎖、全身搖顫。處理劇烈恐懼的實際方法，可以擴展為教
導我們學習如何訓練自己處理任何困難。

　　讓我們看一個「空曠恐懼症」的例子，這是對於空間
和公共場合的恐懼。這種恐懼似乎是如此真實，以致有時
候人們就變成自己家中的囚犯。

　　解決之道就是首先在概念的層次上，將對於恐懼的恐

懼視為一個我們可以溫和地訓練自己去克服的幽靈。禪修和正面的觀想會有所幫助。

也可以利用日常生活的經驗，訓練我們的心和身紓解恐懼。訓練必須採取容易進行的小步驟。首先，在恐懼出現之前，走出大門一小段距離，不管多遠。迎接恐懼。放鬆你的身體和呼吸，允許恐懼升起來。經驗恐懼；嘗試對它開放。提醒你自己：「這只是我的會恐懼的自我而已。我可以放下這種恐懼。」如果你的身體搖顫，不要嘗試強迫它停止。允許它搖動，放下想要把它推開的希望，但同時要保持放鬆的身體和呼吸。讓恐懼通過你，這是紓解它的方法。讓恐懼充分破壞，因為你知道你將存活下來，而且它不能傷害你，即使它似乎是那麼堅實和痛苦。

當你通過恐懼的考驗之後，就要慶祝一番；即使你還是覺得非常害怕，也仍然恐懼踏入公共場所。不管有什麼進步，都要感到高興。每一天都走遠一點點，但有時候也要休息。當你由於恐懼必須後退時，你必須接受退步是前進之旅的一部分。不斷鼓勵你自己，有一天你將能夠走到你所設定的目標。記得犒賞自己，也許可以吃一餐館子，或只是在那個地方狂歡一番。在贏得這場大勝利之後，繼續練習你的新技巧。強化你的力量，直到你完全不再恐懼為止。

這種方法被現代行為心理學用來治療恐懼症，它也符合佛教的精神修行。我們這些沒有這種特殊恐懼的幸運兒，也會認可這種技巧的普遍適用性，以及它跟我們日常生活和精神修行的相關性。

　　我們需要採取小步驟，鼓勵自己，持續不斷地練習。
我們都是人，痛苦時都需要幫助。幫助和力量的最大來
源，就是我們的心──我們可以喚起自身的治療力量。這
就是治療練習的目的，它將幫助我們處理恐懼和其他問
題。

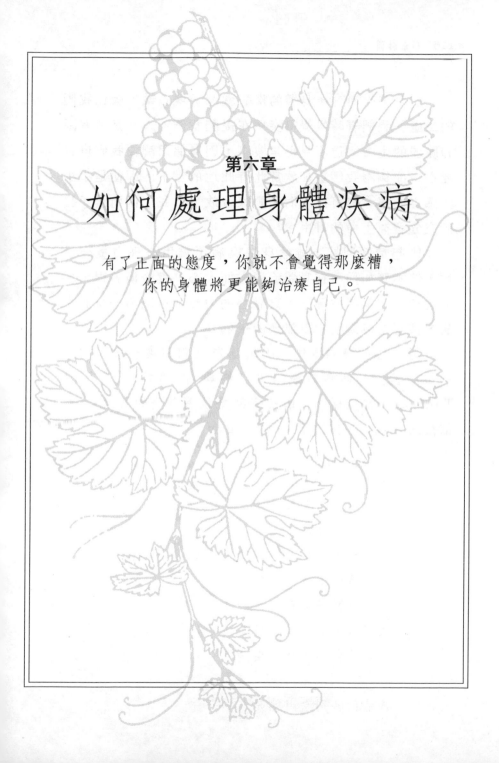

第六章

如何處理身體疾病

有了正面的態度，你就不會覺得那麼糟，
你的身體將更能夠治療自己。

　　對許多人而言，身體的疾病就像一塊磁鐵，吸住我們
的焦慮。我們有時候覺得疾病在提醒我們：人類是多有限
和脆弱的生命。這不見得是壞事，因為偶爾醒悟我們也會
死亡，能夠讓我們更加欣賞此時此地的當下。即使是小小
的感冒頭痛，都可以幫助我們練習放下自我，因而給予我
們充分發揮生命的自由。

　　比起情緒問題，雖然身體疾病更難用心理力量來治
療，但不管如何，在身體治療方面，心確實扮演著很重要
的角色。在某些情況下，只靠心的力量就可以治療身體疾
病，甚至是傳統藥物也無效的疾病。

　　對於心和身的疾病，佛教認為其間並沒有多大的分
別。事實上，西藏醫學的古老經典《四部醫續》（Four
Tantras）就宣稱，一切疾病都是執著自我的結果。《四
部醫續》中的〈論述醫續〉（Shedgyud）說：

　　　　疾病的一般原因，
　　　　疾病的唯一原因，
　　　　是未證無我空性。
　　　　一隻鳥即使在天空翱翔，
　　　　也永遠甩不掉牠的影子
　　　　（這時影子是看不見的）；
　　　　未覺悟者即使陶然自樂，
　　　　也永遠免不了身心疾病。

　　　　疾病的特別原因就是

未覺悟而產生了貪瞋癡，
就引生氣、膽汁和黏液的諸病。

朱喀巴・洛多・甲珍（Zurkharpa Lodrö Gyal-tshen）注解古醫典說：

醫藥是治療的同義詞。
它是氣、膽汁、黏液等身病的治療，
它是貪、瞋、癡等心病的治療。

如果你的心健康，你的身也常常會隨著健康。不過，即使是修行很高的人也會生病。這怎麼解釋呢？

佛陀已經完全覺悟，超越了痛苦和因果業律。但佛陀也是人。像我們大家一樣，他也有一個會老會死的身體。但一個覺悟者已經放下對於自我的執著，所以不會把病的經驗當作苦。心的態度最至關緊要。

即使是尚未在精神上證悟的我們，如果越能放鬆，我們的疾病就越不會顯得那麼嚴重。這是大家都能夠了解並記住的實際課程。有了正面的態度，你就不會覺得那麼糟，你的身體將更能夠治療自己。

這也許聽起來有些奇怪，但是當疾病來臨時，我們確實是可以歡迎它的。佛教徒把疾病看成是掃帚，可以掃除長久以來所累積的負面態度和情緒。吉梅・林巴寫道：

沒有比疾病更好的燃料可以燒掉惡業。

不要對疾病抱持憂傷的心或負面的觀點，
反而要把它們看成是惡業消滅的象徵，
你要為生病而高興。

　　不管是不是佛教徒，即使身處痛苦之中，疾病都可以
提供放慢腳步、放下和欣賞生命的機會。

　　有時候，當你的身體開始覺得失去平衡時，你都可以
藉著放鬆身心，使疾病紓解而不致於發作。萬一你還是著
了涼或染上流行性感冒，也不要太介意。嘗試不要覺得你
是受害者，就好像感冒蟲特別挑你麻煩！許多人都在生
病，只要記住這一點，你就能夠從寬廣的角度看你自己的
痛苦，並且對你所屬的人類大家庭生起慈悲心。

　　一切都是無常的，包括疾病在內，即使你覺得你似乎
會抱病一輩子。記住：壞的感覺終究會過去的。

　　生病時，嘗試找一些讓你覺得好過的事情。你可以躺
在牀上禪修，或讀讀具啟發性的書。如果你感覺病得無法
禪修或讀書，也可以用清淨的心和欣賞的心，凝視窗外，
看看房內燈具的造型，或聽聽外面活動的聲音。如果嘔吐
之類的症狀讓你覺得悲慘，不要預期下一刻你會更痛或更
可憐。保持身體的平靜，儘可能放鬆地對待感覺。如果必
須住院，你可以隨身攜帶一些具啟發性的東西，像照片或
花，好帶來舒適的感覺。

　　你必須好好照顧你自己和你的健康。這個忠告再明顯
不過了，但為什麼有些人還是忽視它呢？當我們筋疲力盡
的時候，即使是洗澡之類的小事，都可以變得非常溫馨舒

適。有些人對於自己的健康毫不注意。其他人則誤以為照
顧自己是自私的行為，但這種態度卻是執著所謂無我的
「自我」。正確的態度是愛自己，卻不執著。首先，我們
必須知道真正的自愛是什麼，否則如何愛別人呢？

　　當人們病得很嚴重時，他們的精神也許會消沉下去。
他們也許會覺得無助。也許會怪罪是自己惹來的病，或者
聽信別人的話，認為都是自己的錯。

　　在治療之中，責怪沒有立足之地。如果你能夠從自己
的生活方式之中，找到直接導致疾病的原因，倒是一件好
事。那時你的態度應該是：「我的行為錯了，但是現在我
有改變的動機！」雖然執著自我是痛苦和疾病的最終原
因，業的原理卻告訴我們：任何一個事件都可能有無數的
因緣，而且我們可能無法一一指出。只要承認我們都是
人，而現在我們生病了，可能就已經夠了。正確的態度是
開始尋求治療。

　　如果可能的話，不要對疾病太嚴肅——即使是重病。
在世界末日和愁雲慘霧的氣氛中，正是開玩笑的絕佳時
機！在緊要關頭的時刻如果能夠放輕鬆，你的勇氣將啟發
你自己和其他人。我有一個住在印度的西藏朋友，不管他
說什麼或做什麼，都會帶給朋友快樂的朗爽笑聲。有一
天，他在大吉嶺發生車禍。當朋友趕到他的病房時，他的
狀況根本不是開玩笑的。雖然他很高興看到朋友，但他還
是假裝不高興，把臉從他們身上轉開。當下，隆隆的笑聲
充滿房間，因為朋友們知道他正在取笑他們，頓時四周瀰
漫著生命的活力和輕鬆的氣氛。

　　採取明智而深思熟慮的方式，選擇最好的治療，並且
要以開放的態度，對待任何能夠提供幫助的方式。這當然
包括傳統的醫藥。有時候，在只能依靠心、不能依靠任何
外物的誤導印象下，那些有興趣採取禪修方式的人們，會
認為必須拒絕藥物治療或現代科學。但即使是最先進的西
藏佛教治療者，也會開「外物」的醫療處方。吃藥並沒有
錯，如果它們有所幫助的話。

　　生病的時候，保持平衡遲早會有用處。如果你需要臥
牀休息，就不要勉強自己；放下吧！另一方面，即使是重
病，不要太在意別人或自己所給予的祝福力量的有限。即
使是動手術，我們可能很快就可以走動。健康和正面的心
將加速疾病的痊癒。心可以像是一位將軍，以毫不畏懼的
態度，扭轉敗陣的軍隊，領導他們贏得勝利。

　　如果你覺得因為生病而被孤立，就要走出來。想辦法
連繫朋友、家人或你身旁的任何人。站起來，重新參與世
界。這是殊勝的藥。即使你站不起來或還是會疼痛，你也
可以拿起電話，對某些人談談——朋友、親戚、傳教士或
社會工作者。如果你能夠，就讀讀有啟發性的書，聽聽清
新的音樂，看看美麗的花或圖畫，看看從窗子進入的光
線。如果你無法看任何有啟發性的東西，就想想你所愛的
人或東西，然後好好欣賞。如果你的心能夠欣賞，你就已
經踏上治療之路。你也可以想想其他的病人。想像你的痛
苦使得他們的痛苦變得可以忍受；想像你只需要取走他們
的憂慮，包容在你的痛苦當中，就可以把他們的痛苦完全
拔除。這是佛教的慈悲觀修行法門，任何人都可以利用。

它能夠減輕你自己的情緒負擔。在某些情況下，它的紓解力量可以實際幫助你治療身體的問題。

當憤怒、恐懼或洩氣生起時，不管它們多強或持續多久，都要和善地對待它們，因為耐性可以讓最騷動的情緒變成治療的能量。如果你沒有耐性，也要把它們看成是正面的，因為這表示你想要改善。

這種仁慈的態度，甚至可以延伸到身體上的疾病，直到它能夠被治療為止。在佛教裡，身體被認為是天堂般的淨土。有一種佛教禪修尊崇健康身體內的正常細菌（西藏人則認為是「蟲」）。如果我們有不健康的病毒或感染，目標就是治療它，但我們不需要從它那兒退縮或覺得羞辱。我們可以承認：一種危險的病正在分享我們的身體，不必過分執著它。

許多人因為生病或受傷得太嚴重而動彈不得，會害怕得有如世界末日。然而，我們可以想想，多少殘障者藉著正面的態度而超越了這種限制。一個著名的例子就是史帝芬‧霍金（Stephen Hawking），他是一位偉大的英國天文物理學家，他對於心靈生命的熱忱，超越了他的全身麻痺和無語言能力。我的一位朋友尼理‧葛林牧師（Reverend Nellie Grecne），也有嚴重的神經傷害，但他擁有清明的心，藉著堅毅不拔的態度，終於成為英國國教（Episcopal Church）的教會執事。可見在身體可能病得很嚴重時，心卻未必如此。

並非每一種疾病都可以被治療或「修整」。畢竟，身體只不過是一間客棧而已，我們在分配的時間內住在客棧

裡，最後還是一定要離開的。我們都會死。但即使只有幾個月或幾天的時間可以活，也能夠把末期疾病看成是機會。知道自己即將去世，可以成為一種真正的加持，因為那時候我們能夠完全為自己而悲傷和開放，這是在我們生龍活虎時很難辦得到的事。我們可以告訴親愛的人，我們多麼愛他們，修補可能已經變得緊張的關係。我們可以在僅存的短暫時間內發現價值。

死亡本身可以是一種深刻的治療。即使導致死亡的狀況很煎熬或有肉體上的痛苦，但安詳仍然是可能的。生命中的一切，包括死亡在內，都可以是一種放下。

但不要太快就放下生命！珍惜你被賜予的寶貴生命，只要還有存活的機會，就要十分堅信你可以、也將活得更好。在自然的法則裡，死亡之神終究主宰著我們的身體。當死神召喚我們的時候，我們就必須走；這是事實的真相。不過，有時候我們可以騙一騙死神——我們不必立刻回答祂的召喚。

我在杜竹千寺的經典學院讀書時，有一位同學名叫曹卓（Chöjor）。他是一個溫和、快樂、用功的年輕喇嘛，患有嚴重的癲癇症。每隔幾個月，有時候一天好幾次，他會有猛烈的癲癇發作。他的痙攣，帶給他生命嚴重的恐懼和分裂，並且讓我們的課程和法會陷入極端混亂。

最後，一位名叫吉羅活佛（Tulku Jiglo）的年長喇嘛想到一個對策。他的身材圓胖，非常有趣，很像家喻戶曉的彌勒菩薩。雖然牙齒全都掉光了，但是當他開玩笑和揶揄人們時，總是開口大笑——他老是說這是他永不休止

的禱告。他懂得一種特別的禱詞，據說可以治療癲癇症。
於是他舉行了一次灌頂法會，把這個法門傳給曹卓和我們
一羣人。從那天開始，整整一個月，每天晚上在日落之
前，我們必須修法半小時，並有簡單的糕餅獻供。禱詞包
括獻供給佛教禪修中的星辰或天體。西藏人相信：癲癇症
是星辰的影響所造成的。此後，就我所知，曹卓的癲癇症
再也沒有發作過。此種治療的發生，來自以正面的態度打
開一個人的心，邀請能量來源（在這個例子中，指的是星
辰）的治療力量，並且相信治療的效果。這種治療是透過
精神和心理的力量，而非物質的方法。

　　能夠從悲慘的疾病痊癒的，不只是西藏的精神上師或
僧侶而已。我有一個好朋友罹患大家所公認的不治之症，
卻透過禪修活了下來，他的例子並非很不尋常。一九八八
年，哈利·溫特（Harry Winter）七十四歲，被診斷出
得了肺癌。醫生認為他只剩下六個月可以活，但是身為經
驗豐富的禪修者，哈利具有極大的信心，相信他的心至少
可以延遲疾病的進展。除了以放鬆他的心和去除任何心理
障礙為目標的禪修之外，他開始每天修半個鐘頭的治療觀
想。

　　他動過兩次手術，而他存活下來以及病情緩和的事
實，令醫師疑惑不解。五年後當舊疾復發時，他拒絕了第
三次的手術，因為這次手術將使得他永遠下不了牀。他繼
續每天做深度禪修，並把安詳和溫馨的感覺帶引到一天當
中的其他時刻。有一段時間，他每天禪修八個小時。

　　在八十歲生日時，哈利的癌症完全痊癒，而且比六年

前還健康，令醫師大感驚訝。如此長時間的禪修，也讓他
擁有深刻的精神寶藏。

　　哈利所做的禪修，包括觀想從金剛薩埵（淨除業障的
佛）流出治療的甘露。在他的心中，他可以看到金剛薩埵
在他的頂輪，甘露自上而下，流遍全身。哈利觀想甘露是
「助手」，接觸並治療了他身上的癌細胞，也淨化了他的
一切煩惱。哈利的禪修總是要回向，願一切眾生和整個宇
宙都得到淨化。他所修的治療練習，是本書下面幾章所教
的主要原則之一。

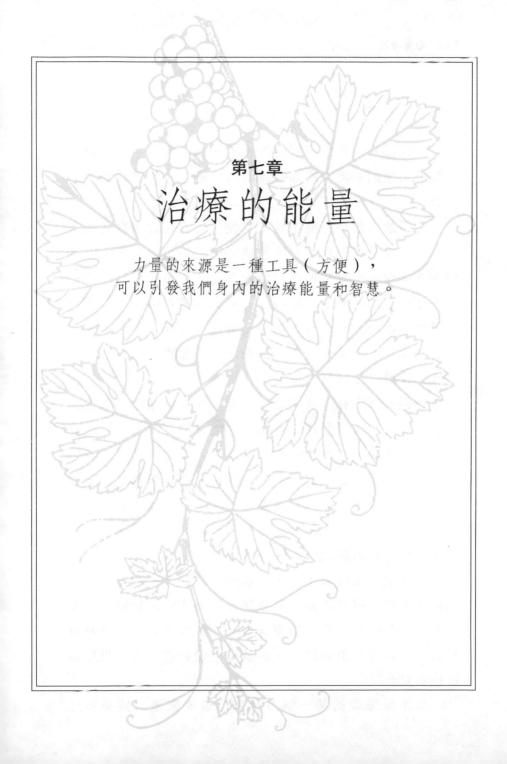

第七章

治療的能量

力量的來源是一種工具（方便），
可以引發我們身內的治療能量和智慧。

力量的來源

　　對大部分的治療禪修而言，有一點非常重要，那就是依賴「力量的來源」的加持或能量，把它當作轉化痛苦的助緣。

　　力量的來源是一種工具（方便），它可以引發我們身內的治療能量和智慧。在佛教徒而言，這可以是聖人（如佛陀）的像、現臨和加持能量。其他人則可依照自己的信仰，依賴上帝或聖像的顯現。力量的來源可以是任何正面的形像、性質、要素或力量——太陽、月亮、太空、水、河川、海洋、空氣、火、樹、花、人、動物、光、聲音、氣味、味道，任何具有啟發性和療效的能量。譬如，一個人可以觀想空中有一個明亮、清淨、閃耀的光球，然後想像它是宇宙的清淨要素和一切治療能量的化身。

　　一般而言，精神生命（諸如佛陀、聖母瑪利亞、克里希那、女神）的形像比一般的形象還有效，因為他們表達和象徵宇宙真理的最高安詳和喜悅。不過，你的最佳力量來源是你自己覺得最舒服的對象：任何能夠啟發溫馨、安詳和正面能量的觀想影像或現臨。

　　在擇定力量的來源之後，必須花許多天來觀想力量的來源，並建立與它的能量的聯繫，之後才能開始這種禪修的訓練。在修習實際的治療練習時（在本書第二部分將會提到），我們必須以觀想、經驗和信賴它的方式，來更新這種聯繫。

　　如果所想像的某一個力量來源造成緊張、狹隘和焦

慮，即使那真的是神聖的對象，那麼我們的練習就有錯誤
出現，因為我們是以建立在混亂和自我執著之上的執著心
來看它，所以無法幫助我們減輕問題。另一方面，即使已
經找到讓自己覺得舒服的觀想對象，我們還是可以予以更
改，這完全依我們的需要和精神或情緒成長而定。

　　與力量的來源聯繫時，我們必須去感覺並擁抱它給予
我們的安詳和能量。有了正確的態度，任何對象都可以變
得非常強而有力。貝珠仁波切說過這個故事：

　　　　有一位非常恭敬的婦女，要求時常到印度做生意
　　的兒子，從佛陀的祖國（印度）帶回一件聖物給她。
　　兒子忘記這件事，一直到他快回到家才想起來。於是
　　他從一隻狗的屍體取出一顆牙齒，用絲綢包起來，交
　　給他的母親，說：「媽媽，我帶回一顆佛牙，供妳禮
　　拜。」終其餘生，這位母親以全然的信仰和恭敬來禮
　　拜這顆牙齒，就好像它是真的佛牙一般。神秘的瑞相
　　從這顆牙齒出現，而且在她去世時，有象徵高等精神
　　成就的虹光罩著她的身體。

　　有些人也許會認為他們高人一等，不必依賴某個影像
的幫助。他們也許覺得，任何影像或觀想都是「虛構」出
來的身外物；但相反的是，想像力的利用，實際上可以幫
助我們發掘我們本就擁有卻未開發的力量。不管我們選擇
什麼形式或影像當作力量的來源，都不太重要，因為我們
正在聯繫的，實際上是我們的內在智慧。重要的是我們對

於這種智慧的信心和開放性，將它當成對宇宙真性的慶
讚。在培養力量來源的同時，我們放鬆了導致問題的狹
隘、僵硬態度和感覺；同時，我們也可以發展正面的心，
對治療完全開放。

如果所觀想的力量來源帶給我們一種溫馨、安詳和力
量的感覺，就表示我們已經把它變成我們自己的了。這
時，我們可以運用它的力量來治療我們的情緒、心理和精
神問題，發展出心的力量。

以光做爲治療的工具

除了觀想力量的來源之外，我們也利用想像力來觀想
地球、空氣、水、空間或光的各種顯現，以帶給我們加持
和治療的能量。譬如，我們可以看到並感覺到地球的力量
是穩定及強化。空氣可以掃除、潔淨和啟發。火可以暖
化、轉化、鍛煉及給予力量。如果某個特別問題似乎需要
冷卻情緒，就可以想像水的撫慰、淨化力量。

在所有這些主要的力量當中，根據佛經的主張，光是
治療和接受加持的最重要工具。

我們在直覺上都知道，光是正面的力量；在實際經驗
的層次上，我們可以看到光在自然界和我們的環境中是何
等重要。光使地球上的農作物和植物成長。我們可以觀察
室內植物如何追隨光，將葉子轉向滋養來源。美麗的艷陽
天令人覺得是一種祝福，即使對那些不認為自己有宗教信
仰的人而言也是如此；當上班族坐在窗戶邊時，就會覺得
比較快樂，因為他們可以看到陽光和空闊的户外。

　　從精神的角度來看，光是許多傳統的中心，在節慶和其他的紀念儀式上，都會以蠟燭、飾燈或聖火來慶祝。譬如，印度教的《薄伽梵歌》（Bhagavad Gita）中，神以無量光的生命示現。基督教的《新約》中，耶穌基督聲稱：「我是宇宙之光。」

　　在佛教的觀點中，光可以從相對和絕對兩個層面來理解。在自然界中，我們可以看到相對形式的光，感受光的溫暖，並可由儀器來觀察和測量光。

　　超越相對光的，是具有一體性和開放性的絕對光或佛光。從人們描述瀕死經驗的故事中，我們可以對絕對光有某些了解——與明光融合為一，全然不覺得自己與這個特殊光的安詳、喜悅是分離的。雖然我們企圖描述它，但絕對光是超越空間、時間、測量或概念的限制。它離不開菩提心和全然的開放性。

　　依據寧瑪派佛教的密法，自然界的一切都是絕對光的顯現。不過，由於我們的執著自找，以及從這種執著所生起的二元性認知——「我」與周遭環境分離、區分「主體」與「客體」的觀念——自然界就在我們面前呈現出牢固不破而分離的面貌。昆堅・龍清巴（Kunkhyen Longchenpa）引用一部古老的密續經典《金色念珠》（The Golden Rosary, gSer Phreng），對於佛陀智慧在世俗界呈現的五種「清淨光」，給予神秘的描述：

　　　　由於執著「自我」，
　　　　藍、白、黃、紅、綠五色光

当下呈現爲
空、水、地、火、風五大。

這些有關光的教法，可能會引起佛教徒的興趣，但一般人最關心的還是在日常生活中維持身心健康，對他們而言，這些教法未必是重點。我們必須了解的要點是：光可以是治療和喜悅的重要來源，在禪修中可以被實際用來紓解我們的問題。

在源自佛法的治療練習中，不管是何種生動而具有啟發性的光的影像，只要我們觀想得出來，就對我們有幫助，即使我們把光看成是相對層次而非絕對層次的光。因為在大多數人的概念中，光有擴展和開放的性質，所以觀想光可以放鬆我們對於自我的執著，帶來安詳和開放的感覺。

對光的觀想

在求助於光或其他治療方式時，我們往往需要觀想一個影像或現臨，然後去感覺它的正面性質，並相信它的治療力量。創造性地去想像對你有用的光。這樣練習的時候，你或許會發現自己對光的禪修變得更深入、有力。

想像光灑遍你的全身，以它的溫馨充滿和照射你的身心，把開放性和放鬆帶給它所接觸到的一切。如此觀想可能會對你有所幫助。你也可以想像光發自你的「力量來源」。或者光以彩虹光束的形式出現。感覺它正完全充滿你的心和身，帶來喜樂、安詳和健康，立即把溫暖和治療

給予問題區域，或者把這些區域融入光和安詳之中。然後感覺你的身體已經被轉化成光的身體，或是輝耀、溫暖的火焰，如果那種影像有幫助的話。

你也許偶爾會覺得需要情緒上的安全感和保護。那時，你可以把光想像成圍繞在你身體四周的光暈或帳篷，或具有保護作用的蛋殼。此種影像必然會使你覺得放鬆和開放，甚至在你已受到保護時亦然。如果你覺得無法伸展或被困住，或被隔絕而孤立於世界和其他人之外，這時候你可以嘗試開始這個禪修，或放鬆去做其他的事。

對於光的禪觀，可以用來治療特殊的問題，或幫助我們覺得更開放和空闊。禪觀光的時候，可以想像光從我們的身體擴展出來，毫無止境地往前閃耀。我們可以看到整個世界被光接觸到、遍照並轉化成清淨而安詳的光。如果我們以非常開放的方式對光禪觀，就會了解光是無限的，沒有時間和空間的邊界或限制。

依照我們的需要，用不同的形式來看治療光。如果你的情緒困擾似乎糾結在某個區域，如胸部或喉嚨，你可以用一種治療和關懷的方式，把手放在那個地方。只要溫柔地接觸、摩擦或按摩那個區域，並配合非常放鬆的呼吸方式，就可以紓解你的問題。此外，你可以觀想治療光呈現多種顏色，從你的手發射出來。當代基督教神秘主義者翁蘭‧麥可‧艾梵荷夫（Omraam Mikhaël Aïvanhov）說：

當你陷入極大痛苦時，請求光幫助你。想像從你

的手指射出各種顏色的光芒，將光瞄準痛的區域。你
將立刻感到痛慢慢得到紓解。

對某些人而言，禪觀光會造成太多的飛翔或飄浮感。
如果你發生這種情況，就要想像雖然治療光是清淨、清明
而遍在的，但是它的不變和不動性質讓它感覺很沉重，如
此就可以把你固定在地上。

喚醒治療能量

我們都擁有熊熊烈火般的身體和精神能量，其豐富遠
超過我們的了解。我們可以在禪修和日常生活中，喚醒這
種能量且加以利用。終極而言，能量和光是一體的。為了
提升我們的心理或身體幸福，我們可以點燃並放大我們內
在的能量、光和智慧。

喚醒這種力量的練習，需要禪觀你的身體，把它當作
巨大能量來源。坐在某個舒服而溫馨的地方，眼睛閉上或
半閉。自然而平靜地呼吸。慢慢想像你的身體是驚人而美
妙的東西，有皮膚、骨頭、肌肉、神經和其他器官，還有
為了達成生命奇蹟所需的幾十億個細胞。

只要你願意，你可以隨心所欲地描繪出任何具有精確
科學基礎的身體細節，雖然一一指出名稱並不是必需的。
就禪修的治療力量而言，關鍵點是使用所有想像力，以幫
助你感覺並相信你的身體是一個擁有大量能量和彈性的正
面所在。

一開始的時候，先想像你身體中的一個細胞，進入那

個細胞，去看及感覺它的美妙生命力，可能會有很大的幫助。

你會發現把地、水、火、風四大帶入這種觀想，可能會有幫助——譬如，觀想地大的生產力或力量，或空大的清淨純潔。藉著想像音樂或其他平和的聲音，或藉著接觸這個細胞並感覺它的鮮活或正在活力十足地跳動著，你也許就能夠欣賞這一個細胞的豐富和美麗。

花一段時間觀想這一個細胞或二、三個細胞之後，慢慢擴大你的禪觀去感覺你身體的廣闊及它的驚人力量和治療能力。感覺你處在一個美麗、奇妙而無限豐富的地方。

然後，回去看一個或幾個細胞像光一般明亮、閃耀。感覺光的溫馨。頌揚這個安詳、美妙的光的地方。也可以再藉著想像榮耀的音樂或聲音來頌揚。

然後想像並感覺在你身體或心中的任何黑暗、冷、痛、壓力或不和諧，都被閃耀的光、安詳的感覺、頌揚的聲音所治療了。所有細胞都因融合在溫馨和喜樂之中而活躍起來。幾十億個細胞的治療能量和光，就像幾十億個太陽的光芒，注滿你的身體。再三回到這種感覺上，歇息和取暖於其中。

最後，你可以想像光和能量從你的身體迸出，就像耀眼的烽火在黑暗中一般。也可以想像光芒從你的身體放出，形成光暈，這是治療能量的保護圈。之後，治療能量擴散出去，接觸到其他的人或地方，把他們籠罩在光和安詳之中。漸漸的，如果你是一位有經驗的禪修者，這種能量可以開放到全宇宙。不管你觀想的是什麼，以放鬆和融

入你的感覺來結束禪修。

　　另外一個喚醒治療能量的練習是：觀想你自己就是一個神聖的存在，諸如佛或其他聖人。想像你自身內的神聖性、你自身內的圓滿智慧；祈請那個智慧以光和能量的形式出現。

日常生活中的治療光和能量

　　我們可以把光和能量的覺醒，融入生活中的每一部分。這種覺醒可以把我們的日常生活轉變成治療的氣圍。

　　任何人不管他的習性或禪修技巧如何，都可以欣賞自然界的光──日光、光在白天和不同季節的微妙轉換、美麗的日落、月光和星光、多雲日子的柔光。這是一種很好的練習。

　　至少在概念上，我們也可以在日常世界中，培養出對清淨、絕對的光的覺察。在我們日常例行工作中，對於宇宙光的任何覺察，都可以帶給我們信心和力量。

　　因此，當你坐著時，不要只是像一塊岩石般坐著。以一種放鬆但警覺的方式坐著，帶著欣賞光和能量的感覺，彷彿你是蠟燭的火焰，正在放射光芒。

　　當你思考時，不要以混亂、執著或仇恨的心來思考。要覺察心的光可以啟發開放和安詳的清明。

　　當你說話時，以既不粗又不弱的聲音說話。像光和能量一樣，你的聲音可以是強大、清晰並具有撫慰性。

　　當你走路時，不要只是像肌肉、神經和骨頭的傀儡，被幻想或欲望的絲線拉往各個方向。如果你感覺到治療光

和能量的臨現，就要以慶祝的方式來走。不要腳步沉重地走動，透過光的覺察，你可以讓你的行動帶有能量和優美。享受活著的開闊感覺，以挺直、放鬆的姿勢伸展你的身體。自由地呼吸，讓能量放射出來。不要誇張你的動作，感覺你並不被憂慮的重量所困擾。你也許會從你的步伐中，注意到輕妙而快樂的跳躍，就像太空人毫不費力地在月亮上行走。

當你接觸一樣東西的時候，不要像機器人伸手拿工具般的僵硬。伸手接觸東西時，要想像治療能量從你的手射出，你是在接觸本身就是光的來源的東西。

光不只是存在於我們體內，四周到處都有。即使一體性的絕對光是超越概念或影像的，我們也可以感覺或想像相對形式的光，它在我們四周的空氣和日常環境中隱約可見。你的所有動作和思想，都可以和光的世界結合為一體。即使是你手指的動作，都可以是光和能量的遊戲、享受和慶祝。

如同光的禪觀，在日常生活中對於光的覺察，有時候也會造成不安或飄浮的感覺。這時候，你必須想像你身體上的光，或只是你腳上的光，是沉重的光。感覺你的身體重得不會飄浮起來，你的腳正穩固地接觸堅實的地面。

我們必須了解某種特殊練習是否適合自己的人格和根基。有些人也許無法與我們的真實感覺相接觸，也許還不能做這種日常生活中的練習。如果你覺得緊繃而封閉，你的修行就出了岔錯。如果你覺得暈眩或狂躁，就要轉修比較能夠令你平靜的練習，或只要做些別的事就夠了。

　　我的禪修學生經常問我，某一種治療練習是否「適合我」，或他們「修得如何」。我們的修行必須要能夠讓自己覺得放鬆和開放；這是我們的指導原則。

　　光的覺察，是引發治療能量的一個方式。此外，還有許多其他方式。身體的活動是把平衡帶進生活和引發能量的良方。走路、做哈達瑜伽（hatha yoga）或其他運作、跳舞或唱歌——這些都是在慶祝生命，都可以帶給我們健康。

第二部

治療練習

在治療練習的脈絡裡，
必須相信禪修的力量可以帶給我們安詳。
我們必須把自己完全投入練習，
並且儘可能強烈地感覺問題已經完全消失了。
在禪修的時候，
除了升起治療能量並相信它的力量之外，
什麼都不要操心。
這是喚醒身心內在力量的方法

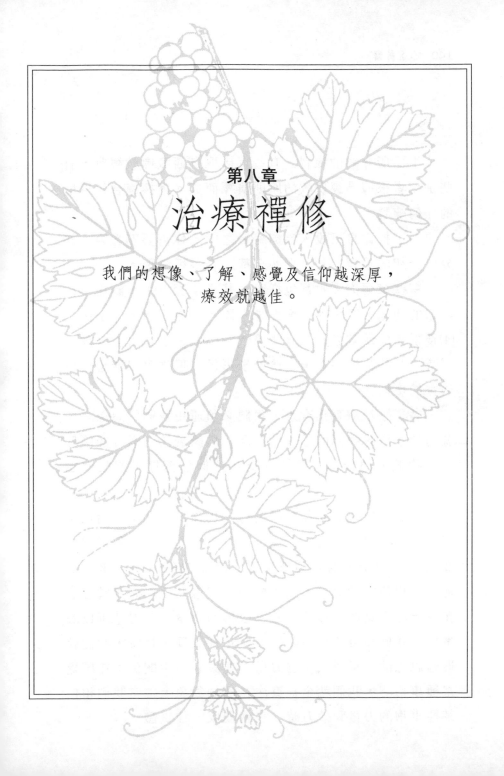

第八章

治療禪修

我們的想像、了解、感覺及信仰越深厚，
療效就越佳。

緒論

　　下面所介紹的練習，有些直接取自西藏佛教經典，有些是作者根據佛經所教的原則演繹而成。選擇適合你情境的任何練習。

　　為了把你自己投入治療練習之中，你需要熟悉第一部分所介紹的治療工具，那些全都適合各種練習。

　　這些練習大多數都包括四個基本步驟：(1)承認需要被治療的問題，(2)依賴一種力量來源，(3)運用治療的手法，(4)獲得治療的效果。在有些練習中，並未引入力量來源。同時，某些練習中並未直接給予影像，但你可以觀想任何適宜的影像。

　　為了讓治療真正有效，我們必須運用我們的想像力、我們的了解、我們的感覺，以及我們對於治療過程的信仰力。我們的想像、了解、感覺及信仰越深厚，療效就越佳。

　　我們可以透過四種禪修技巧，加強每一個基本治療步驟。我們可以：(1)把每一個步驟看成或觀想成一個影像，(2)以每一個步驟的名稱來想它，(3)感覺每一個步驟的質地，(4)相信它的效力。這些技巧的理念基礎就是：當思想在我們心中具體成形時，就可以得到力量，「看」可以讓事情對我們顯得清晰而貼切；在指稱某種事物時，我們就透過思想的力量而賦予它力量，並與它產生關係；在感覺某種事物時，我們就全神貫注在那個對象上；當我們相信某種事物的力量和效力時，它就變成一種實體。

　　譬如為了治療悲傷，我們必須在四個基本步驟中運用四種禪修技巧。第一，把悲傷看成是影像。務實而平靜地承認悲傷。讓悲傷的感覺或情緒升起來，這樣你才能夠紓解它。指出悲傷的感覺集中在你身體上的哪些部位，諸如頭部、喉嚨、胸部或心窩，有時候也有幫助，雖然不全然如此。或許你全身都很緊張。不管悲傷在那裡，你可以把悲傷看（觀想）成一個影像，諸如一塊冰。這樣子做，可以幫助你的心以治療能量接觸這個不健康的點。

　　藉由觀想、感覺、指名並相信（但不是執著）我們確實有病，可以幫助我們掌握不對勁的地方，如此才能直接予以治療。

　　把力量的來源看成一個形狀，諸如太陽一般的光球，具有光熱、喜樂和無限性的素質。

　　把治療的工具看成強力的光束，它們一接觸你的身體，就熔化掉悲傷的冰塊，如同太陽的熱光照射在冰上一般。

　　觀想你全身注滿光，然後轉化成溫馨、快樂、喜悅和開放的明亮治療光體。

　　第二，除了看這些影像之外，我們也必須指名和確認悲傷、力量的來源、治療的工具、治療的獲得。

　　第三，不要只是看和指名，還要感覺悲傷，卻不可執著。

　　感覺力量來源的現臨。

　　祈求治療能量，並依據你的需要和情境來塑製這個能量的形式，藉此去感覺治療工具的能量。它也許是一陣強

大的、具有淨化作用的風，掃除你的痛苦，或是一場具有
滋養、撫慰作用的雨，或是光的能量，或是火的淨化力
量，或是任何其他適合你的治療工具。

　　感覺你全身注滿溫馨、快樂、喜悅、力量和開放的治
療能量。

　　然後，不涉入更進一步的思想或影像，只是放鬆和開
放給你在練習結束時所有的任何感覺。

　　最後，不要只是看、指稱和感覺，還要有完全的信心
和信賴去相信：你的悲傷的確就像冰一般；力量的來源的
確呈現在你面前，具有絕對的治療力量；治療的工具只要
一接觸，就的確可以治療你；你的確已經被完全治癒，而
且轉化成溫馨、快樂、喜悅和開放的治療光體。感覺並相
信你的問題正在被治療。當你在看及感覺治療發生時，要
為此而高興。相信你的問題已經得到撫慰、淨化、掃除、
驅離。然後，不必有任何思想或影像，只是放鬆和開放給
你在練習結束時所有的任何感覺。

　　有些問題將消失得無影無蹤。其他問題也許需要多次
練習才會消失。

　　再者，對於我們到底有多少能力去改善周遭的世界，
或改變所遇到的某些問題，應該抱持務實的態度。不過，
雖然禪修可能無法完全改變我們所處的環境，卻可以改變
我們對環境的態度。我們可以變得比過去安詳、快樂。這
種態度將改善我們四周的環境，或改變周圍其他人的作
為。

　　在治療練習的脈絡裡，必須相信禪修的力量可以帶給

我們安詳。我們必須把自己完全投入練習，並且儘可能強烈地感覺問題已經完全消失了。不要憂慮實際情況是否真的難以治療。在禪修的時候，除了升起治療能量並相信它的力量之外，什麼都不要操心。這是喚醒身心內在力量的方法。

當我們開始在日常生活中踏上治療之路時，最好先處理簡單的問題，諸如改變耽憂天氣狀況或說話不經大腦的習慣。同樣情況，當進行治療禪修時，首先解決一個簡單問題而非許多複雜問題，會比較容易些。這個先從簡單做起的方法可以產生處理大問題的技巧、習慣和靈感。

如果你在許多次練習中都運用一種治療練習來處理一個特殊難題，可以不必每次開始時都去感覺或觀想問題的影像。一段期間過後，一開始你就可以立即禪觀治療能量。

同時要思考悲傷，嘗試測定它的特性。如果你能夠感覺出它是熱的或冷的，會對你有幫助。若它是冷的，就觀想熱的光、水或空氣作為治療的工具。如果熱是問題所在，就觀想冷的光、水或空氣。做一切你感覺對勁的事，如果溫度的認定似乎不管用，就修習任何你覺得自然的法門。

也要記住：如果你覺得已經開始有正面態度了，此時就應透過禪修加強幸福感，如此可以在麻煩出現時有所準備。你可以觀想光或你的力量來源，或使用任何治療技巧。不管是何種治療修習，都要把禪修耕耘為安詳的綠洲。

清除能量障礙

1.紓解緊張的枷鎖

　　我們將以常識性的方法做為開始，它本身就具有助益的，也可以把它當作禪修或任何活動的預備功夫。

　　集中能量然後放鬆，是紓解任何身體或心理緊張的好方法。專注你的心，感覺緊張，然後放下。這是紓解身心能量障礙的簡單方法。

　　當你感覺壓力時，首先要專注於壓力的所在。通常只要覺察到壓力並放下，就可予以紓解。如果某一個地方的肌肉感到緊張，只要「放下」的覺察到達那兒，就可以立刻放鬆。

　　放鬆你臉部和前額的肌肉，並放下一切緊張，可以紓解腦中的壓力或焦慮。你可以想像一道治療光正在開展，並鬆緩你腦中或任何緊張部位的緊繃或疼痛。

　　另有一個簡單的紓解方法：把你的手臂高高伸到頭頂上，然後緊握拳頭。當你伸展時吸氣，拉緊肌肉，保持那個姿勢一會兒，然後在你呼氣時放鬆。在放鬆時好好打個大呵欠，將對你有幫助。在拳頭打開並放下時，要感覺一切緊張都紓解了。如果有幫助的話，也可以把你的呼氣想像成掃除壓力的暖風。把氣息流入宜人的無邊虛空。

　　如果我們的態度是正面的，而且全神貫注在放鬆上，任何減輕壓力的小步驟，都可以幫助我們很多。

2.恢復安詳和喜悦的能量

　　就如上一章所描述的，力量的來源是基本的治療方法。當我們的心或身非常疲倦，而生命顯得空洞、毫無希望、了無意義時，只要祈請這個影像，就可以立刻讓我們感到舒服。

　　放鬆幾分鐘。做幾個深呼吸，在你呼氣時逐出負面或死亡的能量。現在觀想力量的來源，把你的心和全部注意力放在那兒。在觀想時，不要匆促或變得太強迫。反之，讓影像在你心中所引發的正面和放鬆感覺自行昇起。慢慢建立一個有信心的認知：這個影像是全宇宙一切正面能量或聖人的化身。停留在影像之上，把你自己全部交給它。安住在它所產生的溫馨和喜悦的感覺之中，為從中出現的任何正面感覺而欣喜。最後，放下影像，放鬆，融入你的感覺。

3.培育正面能量的花朵

　　禪觀自然界的美麗影像，諸如一朵花，可以喚醒我們生存的喜悦。為了清除能量障礙，或強化當時我們所感覺到的正面能量，可以想像一朵含苞待放的花。把你自己想成花。看到它就在你面前，或者實際感覺你的身體本身就是花。現在，柔軟的雨、日光和給予生命的和風，培育了花蕾。深深地感覺這些美麗的喜悦。如果對你有幫助的話，也可以想像它們來自你的力量來源。

　　花點時間沉浸在花蕾綻放成誘人花朵的時刻。它的美

麗和純潔令一切衆生喜悅。享受此一禪修所引發的動人而
開闊的感覺。

　　把這種練習延伸到你的日常生活之中，當你在栽種、
培育植物時，想像你正在分享自然世界的豐富生命，而且
是它的一部分。

　　當你在日常生活中偶然看見美麗的影像時，嘗試不要
在心理上執著它是「在那兒」、與你分離的一件物體，也
不要在情緒上為它沉迷，視它為帶來感官享受的商品。讓
你自己看到影像，並且以放鬆和開放的心來感覺美的經
驗。然後，清新、開放、喜悅及安詳——即你正在看的品
質——將在你心中綻放。美的概念和美的影響力其實是從
你心中生起，而不是生自外物。

治療我們的情緒

1.放下悲傷的烏雲

　　當悲傷席捲而來時，承認它的現臨。張開手臂迎接
它。短暫但充分地感覺悲傷，直到能夠擁抱它並知道情緒
的真面目。藉著感覺悲傷，我們就可以放下它。

　　觀想悲傷是你頭部、心臟、腹部或任何你感覺最痛的
部位的烏雲。它可以是巨大、洶湧、惡兆的雲。也許那雲
感覺上很沉重，彷彿它正壓在你身上或帶來壓力。或者你
也許會感覺到一種奇怪、令人作嘔的覺受。

　　當你專注在悲傷之上，已經可以體會到它的感覺時，
就要放下烏雲。一開始，你可以藉著呼吸來排除它。

　　讓悲傷慢慢從你的身體翻滾出來，就像蒸氣從茶壺逸出一般。讓它全部逃逸。當你想像它離開時，去感覺那種輕鬆。然後，看著烏雲緩慢而穩定地飄走，越來越遠，飄浮到遠方的天際。看著它在遠方變得越來越小，就好像鳥兒飛走一般。漸漸地，與它失掉聯繫。

　　最後，在最遠方的地平線上，烏雲完全消失了。感覺你已經不再與悲傷有任何聯繫。在你體內的一切緊張全都離開了，遠遠的，永遠消失了。你的身體和心靈感覺到輕靈、放鬆，沒有絲毫緊張的痕跡。歇息在那種感覺之中。

　　視情況需要，多次反覆這種練習。

2.點亮悲傷的黑暗

　　觀想「光」，是另一個驅除悲傷的方法。如果你覺得你的心被混亂、沮喪或茫然無望所包圍，不知道如何移動或做些什麼，首先把這種悲傷想像成黑暗的形式。觀想你的整個身心注滿全然的黑暗。感覺悲傷，但不要被它征服。然後，祈請治療光。

　　你可以想像光從你的力量來源發出。光可以從你的身體中發出，可以出現在你的面前，或來自上方──任何覺得恰當的地方都可以。看到光束發射出來，像一百個太陽那般的明亮、溫暖和喜悅，接觸到你，立即驅除了黑暗。如同美麗的花朵一接觸到陽光就綻放開來，你的整個身心也一接觸到喜悅的光就盛開了。

　　溫暖的光注滿你全身，穿透每一個細胞，直到每個原子。你可以想像每一個細胞是注滿光的全宇宙。細胞閃閃

發光，或閃耀著各種顏色的光。你也可以想像治療光把細胞轉化成某種漂亮的影像，或你自己構想的圖像。

　　然後，想像光在你的身外閃耀，照亮全世界。感覺治療光的性質——沒有實質、微妙、光明、遍一切處、柔軟、無限。光不是堅固的，所以無法執著。一切都不會造成壓力。一切都是輕的、空的。

　　堅定相信悲傷的烏雲已經永遠全部消失了，一種美妙而能夠給予健康的光，滲透到整個存在界。你、世界和光已經變成一體。為此而高興、歡慶。休息片刻，然後再三重複這個練習，最後不需要再觀想任何影像，在任何感覺中放鬆。

　　你可以把這種練習延伸到日常生活中。當你打開燈光或看到日光、月光時，把光看成是滲透過黑暗，並且帶來治療的力量。

3.擦掉悲傷的眼淚

　　如果你經常會覺得冷或寒慄，則最微小的不幸事故或負面情緒，就會讓你覺得似乎全身都浸溺在悲傷的眼淚中。

　　循環系統出問題、缺少運動、飲食或化學失衡，都會讓我們覺得寒冷。工作或人際問題，甚至像天氣這麼塵俗的事情，也會讓人感覺寒冷。因此，我們必須認清這些原因，如果可能的話，要務實地加以處理。

　　不過，我們也必須了解：我們的心，才是形成悲傷的最大原因；像寒冷之類的身體徵兆，都是心的反映。即使

問題橫在眼前，如果能發展出開放、無憂無慮的態度，並且以能帶來溫馨的方式禪修，將是對我們有幫助的。

平靜地感覺你的悲傷，觀想它是你體內的暗影或烏雲，被淚水所浸溼。觀想你的力量來源出現在你的上面和前方，是賜予生命的熱的中心和要素。你也許可以想像：力量的來源被轉化成由光和熱形成的太陽般橘色球體，或神。

漸漸的，觀想那個影像所發出的明光接觸到你的頭。去看及感覺光和熱。感覺那寒冷、黑暗和淚水漸漸地蒸發了，就好像紙巾在太陽下晒乾一般。

在你身體的每一個部位上，從耳朵到腳趾，一個階段接著一個階段地做同一練習。然後，想像溫馨、光和滿足感注滿你的全身，接著在你的身體之外閃耀，溫暖了你的四周環境，甚或全宇宙。再三地以這種方式禪修。在開放的感覺中結束。

4.清除恐懼的幻想

當你恐懼時，觀想你的恐懼和疑慮就像是你體內搖晃不定的迷霧或黑影。感覺那迷霧。然後，觀想從你的力量來源發出強力的祥瑞光束，碰觸到迷霧，把它從你的身體完全驅逐出去。歇息於溫馨和力量之中。

你也可以觀想在你的面前出現一尊強有力的神祇，或現寂靜相，或現忿怒相，隨你選擇。由你的心眼，凝視祂，看見並感覺到一股驚人的力量從這尊神祇發射出來。然後，祈禱神祇賜予力量，或者想像神祇變成明光，融入

你的體內。去感受現在無畏無懼的情況。想像現在你能夠
自在地遊歷全世界或宇宙任何地方，不帶有任何恐懼的殘
痕。重複這個練習，歇息在這種禪修所給你的任何寧靜而
空闊的強力感覺中。

5.清除潛在的憂慮

即使我們過得快樂而健康，但在內心深處，還是可能
存有恐懼或焦慮。如果我們不將這些情緒予以轉化，一旦
機會來臨，它們就會強迫性地顯現出來。

如果你花些時間靜靜往內看，你也許就會認出某些熟
悉的焦慮或恐懼。以友善的方式，邀請它們現身。不管什
麼令人煩擾的情緒生起，都去感覺，並且注意那是否來自
你身體的某個部位。觀想感覺起來最符合你的焦慮的影
像。

也許焦慮就像來自洞穴的暗光。觀想這個已然隱藏或
「固著」在你身內的奇異暗光，現在毫不費力地開放而照
射出來。一切黑暗都離開了你的身體，消失得無影無蹤。

你也可以觀想你的力量來源正在接觸黑暗隱藏的所
在，並將之消解。感覺並相信憂慮的習慣已經消失了，任
何早先偷偷生根的憂慮，永遠離去了。你可以告訴自己：
「我沒有憂慮了！感覺如此自在真好！」品嚐身心脫除憂
慮的那種快樂、輕鬆的感覺。

6.打破自我保護的敏感

如果我們由於缺乏自信而養成敏感的習慣，結果就會

把大多數的情境經驗成恐懼、危險和痛苦的來源。為了治療敏感的心理性格，我們需要打破自我設限、拘束和脆弱等保護殼。

首先，承認並接受你的敏感。然後，不要執意去懷疑和恐懼，想像你自己變成微妙的形態——虛空、透明而開放。你可以把你自己想成光的組合體，或者像反映在鏡中的影像那麼虛浮。感覺你一點也不需要保護。一切都不能束縛或傷害你，一切傷害都經過你的身體離去。當你這麼觀想時，相信一切脆弱、敏感和自我執著的感覺都已經消失。

不需要為一個固著、拘束的「自我」憂慮這麼多，你現在可以放鬆並享受你的生命了。不管每一個時刻帶來的是什麼，你都可以充分覺照；不管你碰到的是什麼人，你都能夠以信心和溫馨來應對。

在這個練習結束時，你可以祈請你的力量來源，感覺你全身注滿治療光。它所帶給你的能量，將強化你的心理力量和開放性。

7.紓解自我批評的態度

罪惡感不全是壞事。在我們傲慢的時候，健康的罪惡感能夠減輕我們的自我意識，防止我們重複犯錯。不過我們大多數人都過分自我批評。我們執著罪惡感，失去成就和享受的機會。

不要對你的罪惡感產生罪惡感——否則只會使你感覺更冷、更僵硬而已。為你的罪惡感而高興，因為謙卑是正

面的。在我們開始改變態度的時候，任何正面的態度都可以當下變成靈感和治療。因此，把你的自我批評看成是溫馨的來源。在你的心中，用空闊和舒適的感覺包圍它。

然後，把罪惡感當成不必要的負擔而放下。感覺它好像一點重量都沒有，讓它像微風中的羽毛一般飄去。

正如在其他練習中所描述的，觀想光可以幫助你。把你的自我批評或罪惡感觀想成黑暗、烏雲或迷霧。想像明亮的光束從你的力量來源射出，接觸到罪惡感，給它溫暖，讓它感覺起來空無實質。光注滿你的身體，碰觸你的心，驅逐一切黑暗。罪惡感消失了，現在我們可以感覺到喜悅、光和溫馨。讓你自己在當時生起的任何正面感覺中休息。再三重複這個練習，最後以開放的方式禪修。

8.集中散亂心

心一旦過分敏感而自我封閉時，我們就要以禪修來打開它。另一方面，對於漫無目標和無法駕馭的心，我們需要培養專注。

如果你的心像風中的樹葉那麼狂野、散亂，可以修持下面的任何一種練習。

想像你的身體就像金山、銀山或水晶山一般高大而厚重。觀想身體固定在廣大的黃金平原上，無法移動。感覺身體和它的基礎所具有的厚重、不變和不可搖動的性質。讓你自己的身和心感覺重量。重複這個練習，在重量的感覺中休息。

或者觀想佛像如同金山一般的大。想像它的厚重、聖

固、力量和不可移動性。重複這個練習，在力量和堅固性的感覺中休息。

在日常生活中練習正念，也可以讓我們專注和安定下來。譬如，讀書的時候，養成習慣專注在每一個字和字的意義上，不要想別的事。當你什麼都不做的時候，專注你的呼吸是非常有效的。

9. 安定浮動的能量

還有另一種安定散亂的能量：觀想提供穩定性的光。當情緒和思想定不下來的時候，觀想光從你的力量來源射出，由上而下照遍你的全身。從頭到腳，感覺這個光的穩定力量。當它進入你的腳掌時，把你穩固地安置在地上。你正赤腳站在活力十足的綠野上，充滿生命和溫馨。專注在腳掌接觸豐厚、肥沃的大地的感覺。感覺你的焦慮不安已經離開了。當你站在這個美麗的地方時，安住在安全而堅定的愉快覺受上。與那個感覺合而為一。

如果你被浮動的感覺、狂亂的思想或焦慮所困擾時，這裡有一個簡單的技巧。把你的注意力集中在腳掌上，它把你和大地連接在一起。同時，以放鬆和正念的方式，溫柔地按摩腳掌，這將會把你喚回到身體裡，讓你固定下來。

10. 撫慰負面的記憶

如果你因為揮之不去的痛苦記憶（諸如工作上的負面事件）而懊惱，首先在心中看到相關情境或人物的影像，

但不可以有負面的判斷或抗拒。這樣能幫助你觀想或感覺
那些記憶是你體內的霧、雲、煙或火焰。以光、風或甘露
等合適的治療能量來淨化記憶。儘量停留在舒服的感覺
中，你高興停留多久就多久。感覺負面的記憶已經得到撫
慰了，你再也不需要受它折磨，即使你再憶起這個事件。
安住在那種自由的感覺中，越久越好，在其中充盈喜悅。

11. 切斷不愉快關係的束縛

　　如果你覺得在情緒上，受到一段惡劣的關係或對某人
的回憶所傷害或驚嚇，也許可以透過禪修來切斷你和它的
糾纏。下面的練習可以紓解人際關係對你的束縛，讓你感
覺到你可以堅強地自己站起來。

　　問題或記憶可能與工作上的某個人、過去的情人或已
離婚的另一半有關。喚起負面的感覺，觀想另一個人在離
你一段距離的地方，用力地用一條繩子拖著你到處跑。你
沒有力量可以站穩不動，你被狂亂地拉來扯去。

　　然後，從你的內心深處，祈求你的力量來源解脫你。
清晰地觀想這個來源，想像它噴出一道銳利、雷射般的加
持光，直接命中繩子。一觸及之後，光不僅燒斷了繩子，
還把它燒得不留任何痕跡，有如紙被火燒盡一般。

　　或者想像你正被一條鐵鍊拖著到處走。當加持光觸及
鐵鍊時，鐵鍊從你過分依賴的人的手中被拉開，就像鐵塊
正被磁鐵強力地吸走一般。然後，觀想鐵鍊熔入柔軟、愉
快的光。

　　在這些觀想中，享受從具有傷害性的人際關係中獲得

解脫的自由感。感覺你自己的內在力量。在正面的感覺中放鬆，時間越久越好，隨你高興。

　　如果你還會再看到那個惹麻煩的人，或必須繼續與他一起工作，這個練習也仍然很有效。你可以掙脫負面情緒的宰制，或至少不再那麼受到干擾。如果你變得比較愉快，對問題比較不介意，外在的情境就可以開始改善。

12.在治療和愛的光中與別人交往

　　如果我們執著地覺得某個人對我們很殘酷而且不公平，就會被拖進諸如仇恨或渴望壓過某人的具有殺傷性的情緒中。這時候，不要生起憎恨和憤怒的心理，嘗試把你的敵人看成是本性善良的，即使你並不真的那麼認為。

　　在佛教中，把最仁慈而溫和的人類視為「如母衆生」。想像你的敵人是迷途的「如母衆生」。這個好人受到愚癡和疾病所蒙蔽，被自己的煩惱犧牲和折磨。他正在打造地獄來危害他自己的幸福。如果你能夠修習忍辱和慈悲，你的心將變得更加強壯和穩定。因此，這個人正在給你珍貴的機會。他就像你的僱主，依你的工作表現給予優渥的酬勞。縱然他對你殘酷，也傷害到他自己的精神幸福，但你還是必須感激他，因為他給你機會練習放下自我，讓你在精神上有真正的進步。

　　在產生這些慈悲的感覺之後，觀想溫馨的雲、白色的治療光從你的身體發射出來，碰觸到你的敵人。光一觸及之後，他的身心立刻注滿快樂。安詳和喜悅的感覺令他驚異萬分，這是他從來不曾想過的。讓他歡頌並憩息在那種

感覺之中。然後,感覺慈悲的溫馨照射到別人,甚至全宇宙都沐浴在溫馨之中。

　　你也可以觀想光從你的力量來源射出,碰觸到你的敵人和你,把你們二人熔入一個光體之中。

　　如果你能夠以這種慈悲的方式禪修,將比較能夠撫慰你的情緒痛苦,讓你在與別人應對時變得比較放鬆。一旦你平靜下來,你將能夠務實地處理真正的問題,不受負面情緒所蒙蔽。慈悲的力量將改善你的人際關係,在你們二人身中產生安詳和喜悅的能量。

13. 淨化噩夢

　　噩夢是紓放心理能量的自然方式,因此我們不需要介意它們──噩夢可以是有趣的,而非可怕的。不過,如果我們經常做噩夢,並因而受到困擾,就必須透過禪修將它們開放而得以淨化。我們在清醒時禪修,如果夠熟練的話,甚至可以在睡覺時禪修。

　　我們必須提醒自己:任何夢魘都是心的創造,並無傷害存在。而且,治療光可以撫慰任何干擾性的影像。

　　譬如,你若一直夢到被關在牢房裡,就要以來自力量來源的治療光碰觸夢中的影像,看著並感覺監牢消失了。

　　或者,如果某種東西老是在夢中追逐你,當你最後覺得準備好去面對它時,你可以停下腳步,讓它追到你。既不要攻擊它,也不要懼怕它,你要以治療光接觸它,把它轉化成安詳及喜悅的影像。它也許就在你眼前變成安詳的影像。

14.撫慰神經質症狀

　　許多人會被幻想、預兆、異常性格的感覺、嚴重的神經性病癥所困擾。他們醒著的時刻，就像是可怕的夢。

　　正如我們必須溫和地對待睡眠中經常會出現的噩夢，溫和的態度也適合非常擾人的神經質困擾。

　　為了處理這些困擾，必要時，絕對不要害怕尋求朋友或有智慧的諮商者的幫助和支持。治療禪修也可以幫助淨化根本原因。

　　我們必須運用智慧認識到：即使從世俗真理的角度來看，這些困擾經驗都是假的，只是心的虛構或投射。持有這種觀念就可以減輕我們的痛苦。

　　我們也可以把這種心埋痛苦看成是正面的，因為它指出我們必須紓解、治療基本的痛苦。神經質病癥來自心的執著，目的是要保護深層的情緒或精神創傷，正如當我們的下背部受到傷害或壓力時，周圍的肌肉就會痛苦地收縮，這是一種保護性的反射。我們的心理危機，讓我們有機會予以深度治療。最後，我們可以變得比以前健康、快樂。

　　讓當下的特殊病癥和需求來引導。如果能夠的話，依據你的病癥，使用前面所描述的任何練習。譬如，當你覺得被困住時，觀想光可以幫助你。

　　如果你覺得狂躁而失去控制時，就安靜地休息，對於你的真實生命所給予的自在感了了分明。任何禪修只要能夠令我們安靜或安定，都可以幫助我們。

如果你感到極端的混亂，就平靜地篤認：只要休息與治療，混亂終會過去的。即使在這種心態中，你也可以從啟發性的照片或書本找到安慰。把你的注意力緩和地專注在一個字上，即使只是閱讀一句或一段文字。

如果你覺得被神經病徵所癱瘓或擊垮了，就把那些感覺想像成巨大的重量。然後，把它擺在一邊，好讓你能夠出外散步或看看朋友。

有時候，最好只是以放鬆的方式對待你的感覺，抱持著你能夠走出風暴的認識和信念，跟你的情緒之流相處。休息並保持安靜。隨時去關懷你自己的幸福。

15.熄滅煩惱的火焰

如果你正在經驗一個強烈的情緒，諸如貪、瞋或嫉妒，就和那個情緒保持一點距離，需要的話，以幾個放鬆的深呼吸來平靜自己。承認那個情緒的威力和迷人之處，但不要被它征服。現在，把你身內的情緒觀想成藍色火焰。感覺這個火焰給你的興奮覺受。

然後，鼓起一股強烈的信念：你一定要護衛你的幸福。祈請力量來源賜予力量。想像一股清涼的治療甘露從力量來源流出，進入你的身體，從頭到腳趾注滿你全身，熄滅那破壞性的火焰。想像任何對你有幫助的快樂和治療覺受，如清涼或舒服和慰藉的深度滿足感。感覺並相信火焰已經熄滅了。為當下你已經完全從破壞性的情緒獲得解脫而高興。把這個空闊的感覺持續幾分鐘，或你高興多久就多久。如果可能的話，把這種寧靜帶進活動，讓你能夠

專注，並且強化你健康的享受和放鬆。

16. 淨化欲望和情緒毒素

　　對於強烈的苦惱，尤其是感覺起來非常切身或堅實的痛苦，另一個治療方法就是把它們觀想成身體內的垃圾和穢物。感覺情緒就像毒素，如果你執著的話，就會讓你生病。堅定地在你心中建立你與力量來源的接觸，祈請它給予幫助。然後，觀想一個象徵智慧的巨大治療火焰，從力量來源向你接近。把它想像成猛烈卻仁慈的烽火。只要它一接觸，你體內的一切情緒垃圾立刻被燒成灰燼。然後，一股象徵慈悲的治療水流進你體內，洗掉情緒垃圾的一切灰燼。最後，象徵力量的加持強風吹掉一切穢物，沒有留下任何痕跡。經驗那種解脫一切負面情緒的感覺。

　　相信治療能量已經紓解了你的一切情緒緊張。在你身心完全解脫的感覺中休息。

　　每當你看到或接觸到任何火、熱、水或風的顯現時，想像你的痛苦已經獲得治療了。如此，你可以把這種禪修練習帶進日常生活。

17. 利用你的呼吸紓解煩惱

　　雖然學會了所有的治療方法，有時候我們卻看不到與我們形影不離的資源──呼吸。觀想正面影像的能力，是一種非常強大的工具，不過，有些人依據自己的需要，也許要用另一種方法來紓解緊張。

　　對於本書所介紹的方法，或許你已經沒有耐心一一閱

讀，你需要簡單的東西！好罷，這裡提供你一個非常簡單有效的練習。

如果你處於任何壓力或情緒困難之中，都要覺察到你的呼吸，特別是呼氣。讓你的吸氣和呼氣放鬆下來，然後注意呼氣。全神貫注於呼氣，放鬆於其中。你也許會發現呼氣變得非常放鬆而綿長，但不管情況如何，只需覺察它就夠了。視你的情況需要，儘量維持這種覺察。這是一個非常簡單的治療，每一個人都做得到。

聲音治療

觀想和觀呼吸是兩種治療方法。另一種方法是利用我們自己的聲音。

歷史上的一切宗教，都把聲音當做榮耀的精神表達。同樣的，在世俗文化裡，音樂和歌唱自古也被當做人類的慶祝方式。

某些聲音本質上就能夠讓我們覺得開放和放鬆。熟悉音樂理論的演唱家，都知道「明亮」的母音 ah、ee、ay（如 may 的發音）、oh、oo 可以帶來喜悅。有人告訴我，傳統百老匯音樂廳的作曲，都讓歌手以任何一個這些母音來結束獨唱。歌手能夠以放鬆和開放的喉嚨來延長最後一個音，讓聲音高揚，如此所造成的情緒紓放，會令每一個人感到快樂。

我們可以把治療聲音帶進我們的禪修和日常生活中。唱歌是簡單的事，我們都會唱，但如果唱歌時能夠保持正念，就有意想不到的治療效果。佛教修行推薦使用某些字

和音，當然你也許會認為使用對你有意義的聲音來歌唱或祈禱，感覺起來比較舒服，諸如你信仰的神名，或amen、shalom（希伯來文，意為「和平」）、peace，或OM AH HUNG。

1.透過開放性的聲音獲得慰藉

在佛經中，AH被認為是一切言辭和聲音的來源──開放性的來源。溫柔地唱這個AH聲，是一種撫慰、開展心懷的禪修。

讓AH聲隨著你的呼吸自然發出來，需要時可以暫停下來。欣賞你的聲音，想像全世界都充滿這個安詳的聲音。然後，想像遍滿一切處的聲音，以響亮並富有活力的音調，向你傳達這個訊息：「你體內的一切缺陷感覺、一切罪惡感、一切負面能量完全被淨化了！現在你是清淨、健康、圓滿的！慶祝、高興吧！」感覺聲音立刻引發了強大的溫馨和療癒的感覺，在這個經驗中憩息。然後，融入你的歌唱一會兒。僅只是與聲音結為一體。

你也可以治療由負面話語所造成的傷害。如果你覺得對任何人──譬如，你的父親──感到罪惡或怨恨，就想像在一個正面的聲音中，你聽到他以仁慈和誠實不斷地說：「我很感謝、也很高興有你這個兒子（或女兒）。我們都有缺點，誰沒有呢？我們必須彼此寬恕。孩子，不管你是什麼樣的人，做你自己吧！我愛你。」平靜地經驗這些話的意義和感覺。然後，你透過唱誦的聲音告訴他：「謝謝您告訴我您的感覺！我很高興您是我的父親！我愛

您，父親！」然後，感覺你和父親之間的問題已經消失了，就像是夏日下的煙霧，你覺得平靜而安詳。

人際關係不會在一夜之間改變，但這種禪修可以淨化我們心中的憎恨，只要我們全心全意地修習。最後必然會有戲劇性的改善。

另外一種利用聲音的方法，就是大聲自我鼓勵。當問題來臨時，嘗試告訴你自己一切都很好，即使缺點也是好的。選擇適合你的個性和需要的話語。聲音能夠擴大日常用語或禱詞的正面效果。

有些人絲毫不願意發出聲音。對過分敏感的人而言，聲音正好可以紓解恐懼和懷疑之類的感覺。如果你羞於讓別人聽到你的聲音，就找一個隱蔽的地方。我幼年在西藏時，年輕喇嘛都在洶湧的河岸練習唱誦。在城市裡，你可以在忙碌、喧鬧的街上唱誦，沒有人會注意或關心。慢慢地暖身，隨著你放鬆的呼氣，大聲唸 AH 或任何你感覺自然的聲音。確實放下──製造一個愉快的噪音，是你的權利！

2. 以加持聲音治療

OM AH HUNG（唸成 HOONG，H 的發音要柔）這三個聲音被認為是佛陀身語意的「種子字」。由於這些聲音具有普遍性，任何人都可以從它們得到利益。

這三個種子字構成佛教中威力最強的唱誦。它們在性質上是清淨的、原型的，超越思維、概念、執著和僵化。因此，只是發這三個音就可以讓我們更開放。

　　對佛教徒而言，這些聲音也代表特別的意義，因為它們象徵佛陀的一切品質：OM 是佛的身——代表我們本具的真性的不變力量和美；AH 是佛的語——實相不止息的表呈和強大能量；HUNG 是佛的意——實相本初開放性的不動圓滿。這些聲音長久以來就被使用在治療練習上，已經受到一切諸佛的加持。

　　每一個種子字都代表特殊的治療品質。OM 帶來安詳、快樂、清明、堅定、勇氣、穩固和力量；AH 帶來能量、開放、擴展和加持；HUNG 則與開悟、無限、本質和一體有關。

　　你可以用同等的重視來唱每一個種子字。或者依據你所需要的特別治療品質，重複某個種子字。

OOOOOOOOOMMM AHHHHHHHHIIIIHH HUUUUUUUUNNNNGGG

　OOOOOOOOOOOOOOOOOOOMMMMMMM AHHIIHH HUUUUNNNGGG

　OOOOMM A HHHHHHHHHHHHHHHHHHHH HUUUNNNGGG

　OOOOMM AHHHHHHHHH HUUUUUUUUUUUUUUUUUUUUUNNNNNGG G

　　只要你覺得獲得了撫慰，可以隨意唱出這些字母——調子可以起伏交迭或固定一個調，默唸或大聲唸，聲音高或低，柔或重，皆可。

　　你可以練習這些聲音來轉化困苦的思想、感覺和影

像。感覺悲傷或痛苦之類的情緒，以雲、煙或霧的形式被包含在 OM 聲之內。當你唱 AH 時，永遠地放下問題。唱 HUNG 時，感覺獲得安詳和開放的治療。

你也可以用這三個種子字（或只用 AH 聲）來祈請你的力量來源。感覺聲音正在祈請並產生宇宙的一切治療力量，而力量的來源從聲音出現，它本身也是聲音的象徵。看並感覺從聲音和影像發射出溫馨、明亮的光。光逐漸注滿你的頭和整個身體。當你繼續唱誦時，花些時間歡慶把治療帶到你身心每一部位的聲音和光。

3.默默淨化我們的情緒

唱誦也可以默不做聲。有一個練習稱為「三呼吸」，配合著呼吸，對自己說這三個種子字。如此可以發展心的專注和力量，淨化負面的情緒，做為任何其他治療禪修的良好預備功夫。

在三呼吸之中，當你吸氣時，心裡默唸 OM。當你停下來尚未呼氣前，默唸 AH。當你呼氣時，默唸 HUNG。感覺你正在和世尊、一切諸佛的身、語、意一起呼吸。如果你覺得世俗的方式比較舒服，就把這三個種子字當成宇宙的力量、開放性和一體性來欣賞。

讓你的呼吸和種子字自然流動。全神貫注地修習，讓你的呼吸、種子字和你的心合而為一。最後，讓你的默唸融入放鬆的呼吸之中，放下種子字，結合於你呼吸的靜默之中。

在現代生活的喧鬧聲中，很容易就會陷入吵雜的散亂

之中，把我們帶離我們的真我。也許我們害怕靜默，就像小孩子害怕黑暗一般。在身心合一的情況下，藉著全神貫注於唱誦，我們能學會欣賞聲音。然後，將會變得更容易完全欣賞靜默。

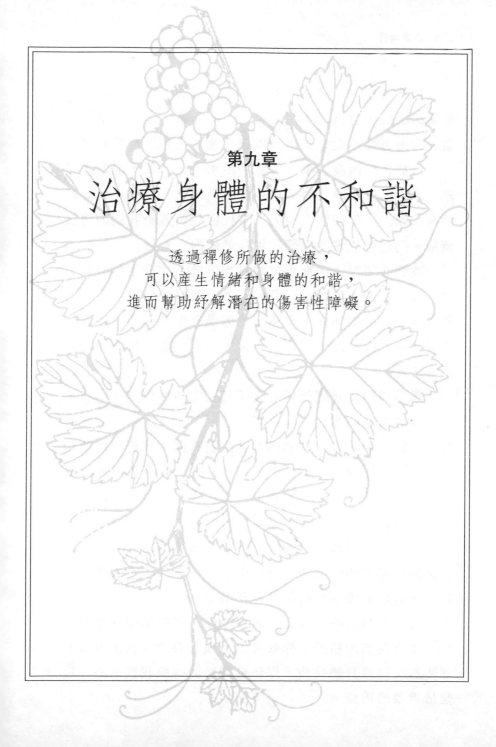

第九章

治療身體的不和諧

透過禪修所做的治療，
可以產生情緒和身體的和諧，
進而幫助紓解潛在的傷害性障礙。

　　佛教徒相信：身心的不和諧是疾病的根源。透過禪修所做的治療，可以產生情緒和身體的和諧，進而幫助紓解潛在的傷害性障礙，甚至可以讓身體活化到細胞的層次。

　　依據古代西藏醫學，身體是由水、火、風、地四大和熱、冷所構成。現代科學已經為我們繪出一幅深奧而美妙的身體圖畫，但即使在今天，古代佛經留傳給我們的傳統圖繪，仍然可以幫助我們利用我們的內在資源。

　　我們必須深入研究東方的醫學傳統，才能了解有關情緒、身、心的一切豐富智慧。不過，就目的而言，問題的核心在於正面的態度。雖然傳統醫學有助於判斷一種疾病是屬於熱性或冷性，但一般而言，西方人並不廣泛使用這種方法。

　　幾乎任何使我們覺得舒服而且受用的禪修方式，在情緒和身體兩方面都能幫助我們。第七章所描述的喚醒細胞內治療能量的練習，特別與身體問題有關。我們可以使用任何以清除能源障礙為目標的練習。或者在任何時候，只要禪觀我們的力量來源，就可以精神大振，感到舒服。

　　如果你覺得某一種情緒問題可能是你的身體病癥的根源，你可以藉禪修來紓解它。但並不需要確切指明或專注在某個特定需要治療的心理障礙上。只要你願意放下情緒障礙，這個意願本身就已經有幫助了。

　　針對某個問題的放鬆和開放禪修，可以消解其他的問題，提升我們的精神。禪修可以是強有力的身體治療者。即使無法排除身體疾病，禪修也有助於解脫我們的心，這是最重要的治療。

治療身體疾病的光

在西藏佛教中，觀想光是治療情緒障礙和身體疾病的最普遍方法。

不管是為了紓解心理障礙，或治療腫瘤、動脈阻塞之類的身體疾病，在開始任何觀想之前，都要為你自己創造一個放鬆的氣氛。做一個深呼吸，或跟隨你平靜地呼吸一會兒。

如果身體障礙是冷的，或者你覺得它是冷的，就短暫地去感覺它是冰冷的、硬的或令人寒顫的。然後，想像你的力量來源就在你前面上方。讓相信你的心具有治療力量的舒服、伸展的感覺在你心中生起。現在，從你的力量來源祈請火焰般的光。如果你的力量來源是一尊觀想出來的神，火焰一般的光可以從神的眼睛、手或身體流出來。

溫馨的紅光穿透障礙。如果那個障礙讓你的頭部覺得冰冷，就在光接觸的當下，感覺那兒是溫暖而舒服的。想像冰凍的障礙慢慢溶解，完全融入水中。水慢慢流下，流佈你的全身，經過你的喉嚨、胸部、腹部和腿部，從你的腳掌、腳趾和下門流出體外，完全消失在大地之中。

對於熱或冷的障礙，你可以用下面的方法來處理。如果你的病和熱有關，就要觀想清涼的白光從力量來源射出，環繞你的上身。那光吸走你的一切疾病，就像磁鐵吸走鐵塊一般，然後從你的頭頂離開，融入天空。如果你的病讓你覺得冷，觀想溫暖的紅光從力量來源射出，環繞你的腹部和下身。那光吸走疾病，從你的腳離開，融入大地

中。

如果疼痛或障礙感覺起來像石頭、棍子、指甲或刀一般的尖銳，首先以這些形相去觀想它。然後，想像只要從力量來源射出的光一接觸，指甲般尖刻的疼痛立刻被抽拔出體外，像碎片或尖刺突然被拔出一般。相信它已經被完全拔出，消失了，絲毫不留下任何痕跡。在安詳、自在和健康能量的感覺中休息。

如果你有腫瘤，短暫地專注於它的位置和大約形狀之後，你可以觀想從你的力量來源射出非常明亮、銳利、雷射般的光。光一接觸就把腫瘤切成小碎片，分解成原子。這些原子被推落你的身體，融入大地，或在你下次排洩時被排出體外。

如果你有動脈阻塞，首先感覺它們和它們的位置。然後，利用從力量來源射出的強大治療光來稀釋、熔化、淨化及清除一切有害殘留物。再三感覺你的動脈已經完全通透和清淨，血液和氣在其中暢通無阻。

依據需要，我們也可以把治療光觀想成各種形式——熱光、暖光、銳光或冷光。有些人也觀想掃帚般的光掃除疾病，或像水一般的光滴滌洗去身上的污垢。

使用你覺得最好的方法。譬如，如果你的神經或肌肉受到壓力或擠迫，就恰當地做些一般的身體運動，同時感覺賜予溫暖的光正在幫助你打開關節，紓解壓力，治療任何受傷的組織。

利用水來治療

就像光一樣，水也常常在禪修中受到觀想，用來喚醒內在的治療和淨化。

想像水是甘露般具有藥性的水。它從你的力量來源流下來，流經你的頭部和全身，慰藉、洗淨每一個部位，尤其是恢復了受傷的細胞之間的流動與和諧。感覺並相信它正在滌去污垢、解除毒素。你的身體變得像乾淨、明亮的瓶子那麼清淨。

再三重複這個練習；然後看到水注滿你的全身。你可以想像水注滿你的身體組織和血液細胞，帶來清淨和健康。最後，在你的感覺中放鬆。

你可以想像具有藥性的水是熱的，正在稀釋、熔化冰冷的心理障礙或腫瘤之類的身體障礙，就像沸水傾倒在冰上一般。或者，如果障礙是火熱的，像灼燒或刺痛的覺受一般，就想像清涼的甘露或水流正在慢慢熄滅火焰。當它流經你的身體時，去感覺那股清涼。最後，火焰熄了，水慢慢流過你全身，滌淨疾病的灰燼和一切障礙，通過你的下門、腳掌和腳趾進入大地。感覺安詳而清涼。

利用火、風和地來治療

雖然火、風、地三大，不像光和水在傳統治療上那麼重要，還是別具療效，完全依你自己的感覺和需要而定。

火：具有療效的火焰波浪捲到你身上，包圍每一個細胞。火焰放射出溫馨、健康和快樂。燒掉與冰冷、無生命

或能量不足相關的一切身體疾病。

　　風：清淨的風掃去身上一切循環、呼吸系統的毛病，或充血症和細胞內的毒素。被加持過的風淨化並增加呼吸和循環系統的健康品質，帶給體內每一個細胞健康。你可以想像這個風就像你體內的美妙音樂。如果你的病牀邊有收音機或放音機，可以讓你聽到實際的樂聲，好像音樂就在你體內，給予放鬆和健康。

　　地：當疾病帶來懷疑、恐懼或痛苦時，我們可以提醒自己：不僅我們的心原本即具有力量，而且我們的身也有復原能力。感覺你的身體就像地球那麼堅實強壯，花些時間為這種基本上像地球一般的品質而欣喜。觀想你的全身就像地球一般不可動搖，而且可以自我更新，雖然會因為生病而顯得脆弱或顫抖。你可以隨意讓練習詳細到任何程度。看你身體的骨骼、肌肉、神經、皮膚和化學元素就像地球一般強壯。想像你體內的地大，你的身體或細胞像山一般堅實，像樹一般健康而有再生能力，像整個自然界一般美麗。

透過別人的幫助來治療

　　在西藏，精神上師傳統上以照顧身心的幸福來服務別人。有成就的上師是身體健康的調劑師，他們依賴密教的秘密教法，包括禪修、唸咒、加持過的藥草和植物等物質。

　　最高級的密教修持，需要深厚的禪修經驗、熟悉密續並得自真上師的直接傳承。不過，經典上的一般教法說得

很清楚，每一個人都可以從別人所執行的儀式中獲益。

以理性主義為傲的西方人，也許會拒絕經由治療者進行治療的觀念。他們也許會說：「哦，這很多都是胡言亂語。」或「我不相信魔術。」可是，自認為十分現代和理性的人們，卻常常很相信醫師。這種世俗的「信仰」跟現代治療有關，但也超越現代治療──好醫師可以幫助灌輸正面的態度。這是非常具有加持力的，因為這樣能夠激勵病人的內在資源，協助免疫系統從傳統治療中獲益。

我們治療我們自己，但別人也能夠幫助我們治療。這是佛教的觀點，也是常識。因此，選擇傳統的醫師時，要尋找一位具有優良「牀邊行儀」的，能夠以和諧開放的精神幫助我們自我治療的伙伴，是有道理的。

常識也告訴我們，應該為別人給我們的治療愛而高興。覺得自己被愛的人們，比較能夠處理疾病。愛滋養我們的心，有如陽光下的花。支持團體所提供的情緒分享，也有所幫助。即使在病中是孤獨的，我們也可以用開放、放鬆的方式來愛我們自己。這不僅是對症下藥，而且威力強大。

透過禪修從別人獲得治療，也是可能的。雖然許多人也許覺得自己進行治療練習最為自在，但有些人也可以從他人扮演的治療師角色獲益。

下面的方法錄自西藏佛經，如果我們放開心胸接納的話，這些方法可以發揮很大的加持力。治療能量早就在我們身上，但有時候我們需要外來的幫助來開啟它。

在做這個練習時，你和治療者必須彼此都有好感，而

且對禪修都能開放。躺下來，閉上眼睛。你和治療者必須做幾次深呼吸，感覺身和心的一切負面能量都隨著呼氣排出體外。然後，在寧靜和空闊的感覺中放鬆一會兒，接著一起靜靜地觀想練習。

　　為了達到一般的治療目的，觀想治療光從力量的來源發出，經過治療者的手。你和治療者必須交互觀想對方就是力量的來源。

　　治療者將他的手伸開，掌心向下，稍微放在你身體中央或病處、負面能量的上方一點點。觀想治療光正吸走一切疾病、悲傷和憂慮。治療者的手輕輕接觸你的身體，緩慢地移到你的肩膀，再下移到兩臂。當治療者做出丟掉的手勢，把疾病經由你的指尖掃出體外時，你們兩人都要堅信一切疾病已經掃除了。

　　然後治療者慢慢地從病處重複做同樣的手勢，但這時候是從另一個方向，把你的病從你的腳掃出。重複淨化的動作越多次越好，依你覺得需要和舒服與否而定。

　　另一個方法是讓治療者以緩慢、順時鐘的方向，用手溫和地按摩受影響的部位。治療者和接受者都必須觀想和感覺充滿治療能量——熱、快樂和喜悅——的光流正從力量來源射出，通過他的手，如同陽光流經窗戶一般。想像手是力量來源的窗戶，直接傳送溫馨、明亮、帶來健康的光。藉助治療者對你的溫馨和慷慨感覺，治療力量被擴大了，有如通過放大鏡或三稜鏡一般。

　　一切疾病都除淨了，就像花朵在陽光照拂下盛開一般，細胞因治療能量而綻放開來。當你感覺細胞對治療能

量開放，而你的身體浸潤在其中時，治療者的手必須維持
不動以穩定能量。你們兩個人都可以沐浴在由此產生的健
康能量中，最後在開放中休息。

　　類似的練習可以使用雷射光的影像，把疾病化成灰
燼，然後掃去；或者觀想甘露水滌去疾病，以健康注滿身
體的虛弱處。

　　有些人也許可以從別人的祈禱、聖物或聖地的力量獲
得協助。如果有人為你做了些精神修行，嘗試與它建立某
種實際的聯繫。如果是真布施，捐錢也可以幫助你感覺更
開放。在一切情況下，最重要的是信仰治療的來源。

　　我大約十五歲時，許多人花了一個月左右的時間，重
建我在寺院中的房子。兩個幫忙建築工事的婦女病得很嚴
重，藥石罔效。她們染患黏液失調症，這是我們那地區最
大的健康威脅，特別對年老者影響重大。這種病讓患者無
法吞嚥或消化食物，然後慢慢餓死。我那時常常做些糌
巴，在加持過之後，遞給她們。她們毫無困難地吃下去。

　　在離開之前，她們帶走很多糌巴，用餐時混著飯吃。
幾個月之後，她們完全痊癒了。這種病讓許多人生不如
死，不管是出家僧侶或在家人。例如我四歲時，我的祖父
就是死於這種病；我的祖母卻倖存下來，就我記憶所知，
原因是她吃了我加持過後給她的糌巴，或者是因為她終生
服用的藥。

　　為了做加持糌巴，我在揉麵粉和牛油時，觀想根本上
師（譯註：即蓮花生大士）就在我前面的空中。誦唸祈禱
真言時，我從內心深處以無比的恭敬心開放我自己，祈請

祂的治療加持。我觀想治療能量以極溫馨、快樂的光或甘
露水，從根本上師流射出來，進入糌巴之中。然後，我以
信心想著糌巴已經被加持過，可以治療黏液失調症。

　　糌巴會具有療效的原因有三：一是婦女們充分信賴我
的治療力量，二是她們完全開放去接受加持，三是我的恭
敬心強到足以祈請治療力量。

對身體、能量運行的治療性覺察

　　躺在舒服的蓆子上，用枕頭來支撐，好讓你放鬆身體
的肌肉。然後，緩慢而平靜地做下述練習，每個步驟一或
二分鐘。

1. 做一或二個深呼吸，隨著你的呼氣放下一切壓力和
   憂慮，放鬆身和心。
2. 覺察並感覺你的全身。感覺由放鬆所帶來的寧靜滲
   透你全身。
3. 覺察你的背部安臥在蓆子上，感覺地心引力如何溫
   柔地把你帶引向大地。這可以幫助你安定浮動的能
   量和躍動的思想。
4. 以無邊無際的空闊感來覺察你的呼吸：不僅是你肺
   部的空氣，還包括你身上每一個細胞的呼吸，上自
   頭頂下迄腳心。當細胞呼吸時，它們以自然、寧
   靜、開放和穩定的動作上下移動。
5. 感覺你身體每個部位的動作和能量：動脈、靜脈、
   肌肉、血液、器官、腦、脊椎、骨頭和皮膚──特
   別是需要治療的部位。

　　然後，以那種帶有寧靜能量的覺察，做下面的練習十
到二十分鐘：前後、上下、左右非常緩慢而自然地移動你
需要治療的部位，或把它移到身體邊緣。你可以花一、二
分鐘把它移到一邊，然後花一、二分鐘移到另一邊。做這
種動作時，重要的是寧靜、專一而全然地覺察動作的運
行。覺察你身體這個部位的最微細動作如何在其他部位被
感覺到，就好像一連串的波浪一般。覺察那種內在親密的
寧靜和快樂，透過動作在你體內循環。

　　有時候，你甚至不需要做任何身體動作。你可以只想
像動作，或想像你的能量跟著感覺的覺察移動。

　　在這個練習之後，你叮以附加下面的練習幾分鐘：

　　想像和感覺加持光（或加持甘露）從力量來源傾注入
你的身體，充滿你全身，特別是需要治療的部位。感覺來
自加持光（或甘露）的熱和快樂的能量被放大，有如火上
添油一般；覺察在你體內因此所產生的快樂熱浪。

　　結束這個練習時，要在身心一體和開放的覺察中放
鬆，不要有執著或分別。

　　這個練習可以把你浮動的心和能量固定下來，讓你的
身和心在和諧之中結合。它培養正面的認知和健康的能
量，喚醒你去覺察力量、安詳和快樂等屬於你身心的治療
素質。

　　在熟練這種練習之後，你可以嘗試應用在其他日常動
作中，諸如思考、感覺、走路、看、站、坐、睡覺、說話
和工作。

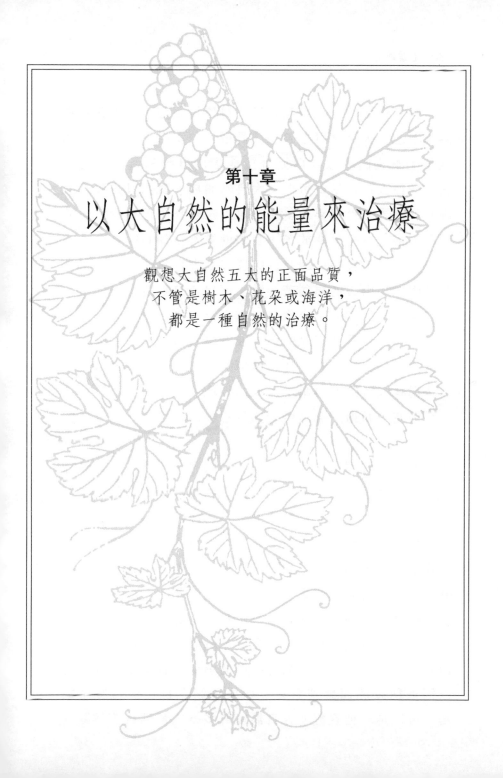

第十章
以大自然的能量來治療

觀想大自然五大的正面品質，
不管是樹木、花朵或海洋，
都是一種自然的治療。

　　精神覺醒的真正來源和最終目標是在心中，不在自然界。不過，大自然可以給予我們很大的安慰。對大自然的欣賞，讓我們可以立即而直接地走出自我和所關心的事務。任何人都輕易就可以向大自然開放。我們只需要打開眼睛和感覺，自然界的美麗就可以帶領我們更接近我們的真我。當覺察一旦開放了，我們就被帶領到心的真性。

　　小時候，我在西藏就已經覺察到大自然的撫慰力量。吹過樹林和山谷的風彷若音樂，河川兀自唱著自己的歌。即使是全然的寂靜，也像是一種音樂。從高山莊嚴、父親般的力量，日月的無私光芒，或海洋的廣闊，我們獲取到生命力和溫馨。即使是住在擁擠的城市或市郊，大自然依然呈現在人行道的落葉上，或雨後籬笆的溼潤。不管我們身在何處，頭頂上都是帶著如母親般無盡包容的開放性的虛空。

　　當然，我們根本不需要把大自然比作什麼。大自然能夠撫慰、溫暖我們，但終究它是超越隱喻和概念的。我們用文字來描述它，但最純淨的大自然經驗只是去覺察它的真面目。大自然沒有界限、標籤、壓力或緊張。以開放的方式享受大自然，只要我們毫不矯飾地覺察，就可以軟化分別心和執著心的壁壘。

　　在大自然的廣袤之中，有時我們也許會覺得孤獨或寂涼。這只是我們的小「我」受到點醒而已。我們不必因此而憂慮，反而要溫和地對待我們的感覺。實際上，我們可以因這種寂涼而感到歡喜。如果我們在自己的孤寂中放鬆，可以是一種覺醒。大自然以許多方式幫助我們解除我

執。

依據佛教，包括我們身體在內的物理世界，都是由地、水、火、風、空五大所構成的。觀想大自然界五大的正面品質，不管是樹木、花朵或海洋，都是一種自然的治療。

地

大地莊嚴地接納一切，不管好壞、強弱。大地為一切而存在，不管榮枯。大地是安詳的，不管太陽照耀或暴風肆虐，日夜都不曾改變。它是我們堅實的基礎－－我們的家。

以關懷和尊敬，端坐或平躺在泥土、砂子或岩石上。以你的手或腳接觸它。感覺它的堅實、力量和莊嚴。藉著觀想和感覺它的強壯、穩定性質，你的心當下就承接了這些品質。

想像在你體內讓你憂慮、不安和無力的不健康能量都被清除了。與大地的無邊力量結合為一。感謝這種治療能量，感謝大地對我們的接納和恩施。

任何人的心如果是變幻不定、愛做夢、浮動或虛弱的，或者缺乏常識、專注、紀律或穩固，那麼專注在大地強壯和堅實的本性上，將會有所幫助。

水

觀想水的性質——寧靜、清涼、滌淨、結合、和諧。充分感受河川的水流，它是當下如一的、強壯的、永遠和

諧與結合的。在海邊，享受那種浩瀚，讓你的感官浸透令
人神清氣爽的空氣，以及無止息的海浪聲和影像。觀看海
浪的遊戲，感覺能量及海浪升起、聳至顛峯、落下之美。

　　在飲水時，充分感受止渴的滿足。觸摸水時，感覺水
的清淨。在洗澡或游泳時，感覺水的撫慰性質。讓你自己
感覺似乎你的一切問題正在受到淨化和洗滌。下雨時，感
覺雨正在撫慰你。感覺似乎雨正在滋養你體內的生命和成
長。

　　靜靜地坐在寧靜的湖邊或潺潺溪流邊，你的心就可以
十分自然地融入寧靜和清明之中。水的清淨可以引發我們
的崇敬。如果你無法到啟發你的水邊，只要觀想你正坐在
此種景色中，就可以帶給你內心安詳的感覺。

　　觀想水具有一致、寧靜、流動的能量，這種滋養生活
和統合事物的本性，對無法前後一致、生活雜亂或虎頭蛇
尾的人將有所幫助。

火

　　火有摧毀的力量，但也有生發的力量。溫暖和光讓生
命得以成長、開花、結果和成熟。

　　禪修時，專注在火的強迫、威力、發光等性質上。在
日常生活中，為太陽的溫暖、光輝和遍照的能量而高興。
想像你生命中的一切負面或死亡的能量和問題已經被治療
火轉化或燒燬。感覺你的心和身注滿溫暖和發光的能量，
使你的正面品質得以成熟。感覺那份溫暖，與它合而為
一。想像全宇宙都注滿火的無限能量，為這種治療力量而

喜悅。

人們如果缺乏完成目標和全力奉獻生命的鼓舞與動機，則觀想火本具的溫暖和熱將特別有幫助。

風

風溫柔地環繞我們，給予生命和呼吸。覺察風的各種顯現，它的靜止和移動，它的改變性。歡迎強風的力量，彷彿它正在帶著你通過天空。歡迎微風輕拂你的臉和身體，彷彿它正愛心十足地撫摸你的每一個細胞和器官。專注在你的呼吸上，覺察呼吸的每一個動作，彷彿宇宙和你已經在安詳的連綿呼吸中結合為一。

去看和感覺風的驚人性質——全然的輕靈，遍一切處。想像在治療風的撫觸下，一切負面的能量和問題都已經被吹走，遠離你的身和心，絲毫不留痕跡。想像你自己注滿風的遍一切處的能量和輕靈。

感覺風的輕靈和移動，不管在日常生活中或在觀想練習中，都可以振奮緩慢、沈重、遲鈍、慵懶、低沈的人們。不過，任何興奮、念頭飛轉的人，在使用風的治療能量時，必須注意善巧和平衡。

空

空是五大中唯一非物理的元素，觀想它的開放性，可以讓我們經驗到自性的開放。

空是虛幻無質的。空提供空間給其他的一切事物，包括地、水、火、風四大在內。

　　看看深藍色的天空，感覺它的虛幻無質和不執著。去看並感覺那種廣闊和無限的品質——天空的無邊無際。覺察你肉身的虛空和開放性，超越疑問或詮釋，超越時間或空間。放下你的思想和憂慮，與天空的性質結合為一。望著天空時，特別是在晴朗的日子裡從視野遼闊的地方仰望天空時，可以讓我們感覺極大的安詳。但只要能瞥見天空，就可以給我們安詳。凝視夜晚的天空，特別當萬里無雲時，也可以提升心的禪定狀態。

　　無邊無際的天空，有足夠的空間可以容下我們的痛苦。練習把你的一切痛苦、焦慮和執著融入虛空。想像一切憂慮和負面思想都在那兒消失了，像霧或雲消散得無影無蹤。欣賞任何來到你身上的舒適或安詳感覺。

樹

　　對於心而言，樹可以是很大的治療來源。佛陀是坐在樹蔭下，經驗到覺悟的全然開放性。

　　觀想樹的美麗，可以輕易地把我們自己與大自然的治療能量連繫起來。首先，思慮樹的品質：它的驚人特性，在我們眼中看來，樹日日不變而且長生不老；它在風中、暴風雨中或太陽下的力量；它對於冷或熱的容忍性；它在雪中或雨中的美麗；它的活性。

　　以你全部的注意力觀想繁茂的綠葉，或許裝飾著些蓓蕾、花朵、果實或堅果。你也可以仔細觀看一片葉子或一顆聖果，欣賞它驚人的美麗和生命力。

　　樹的根固著在地面。欣賞樹木像山一般的力量和穩定

性。也欣賞樹的彈性。樹枝日夜都在風中優雅地擺動，好像不可思議、無法名狀的喜慶舞蹈。覺察樹是多麼強壯、美麗和莊嚴。這可以讓溫馨和力量的感覺當下在你體內成長。

你也可以靜靜地坐在樹下或樹旁，或用你的手臂合抱樹幹，從樹吸取治療能量。樹透過根與大地的力量相連接，透過枝葉與宇宙的力量相連接。樹幹是上面的太陽力量和下面的地球力量之間的活橋梁。向外伸展的枝枒，代表樹的施與受的性質。

靜靜請求樹木讓你經驗它本然的能量。然後，當你溫柔地接觸樹幹時，感覺你正與這種自然能量相連接，感覺你自己的正面能量從你體內升起。欣賞你經驗到的任何治療能量，為你所擁有的任何正面感覺而喜悅。在這些感覺中休息，讓一切觀念和思想融入當下的能量中。把你的欣賞和愛獻給樹做為回報。

依據本練習的原則，你可以從大自然中的一切萬物吸取治療能量。當我們放鬆地觀想世界時，必須欣賞大自然萬物的力量和無限性，但不要嘗試去執著或捕捉。

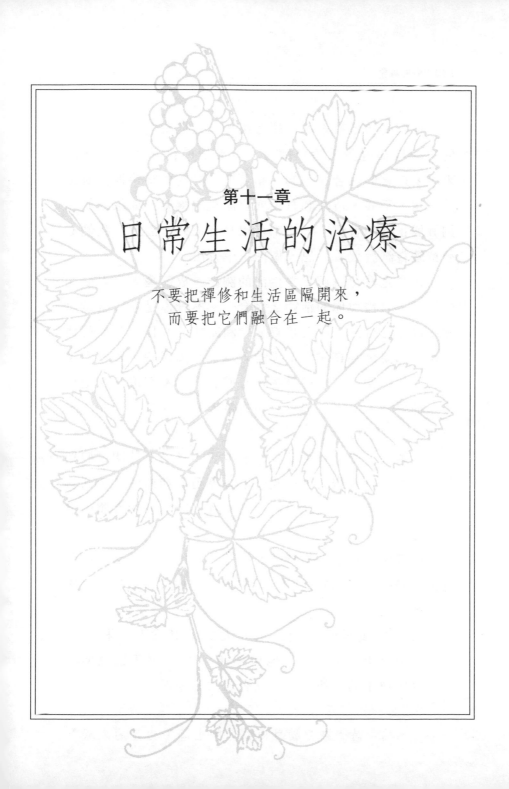

第十一章

日常生活的治療

不要把禪修和生活區隔開來，
而要把它們融合在一起。

　　最重要和最有效的治療方法，就是把我們日常生活中的每一步都轉變成治療練習。不要把禪修和生活區隔開來，要把它們融合在一起。藉著把空闊的覺察帶進你所做的一切，平靜、清晰和喜悦就有開花的機會。如果我們能夠發展正確的習慣，一切都可以具有療效。因此，我們必須持續嘗試發展看、思、做的正確方法。

　　正念是轉化我們日常生活的關鍵。放下憂慮和習慣性的憎惡，只需與你的活動之流合一。不管你是在以智慧思考或以身體行動，都要培養放鬆和開放的心情。當你行住坐臥，都要全神貫注。當你看著桌子或圖畫時，聆聽音樂或別人的話語時，全神貫注在看或聽上。不管你正在做什麼，都要融入其中。這可以為你帶來開放和覺察，並放鬆我執。

　　以熱情享受的精神進行你的生活。日曆上註明為假期的日子只有少數幾天，但我們不必等到假期來臨才感到喜悅和快樂。即使在問題或挑戰來臨時，開放的態度將引導我們度過。

　　西藏佛經提供許多特殊的技巧，可以把日常活動轉化為精神修持。一如其他時候，我們必須知道何種教法最適合我們的需要。

　　我在十幾歲時認識一位偉大的上師尤科‧札答瓦(Yukhog Chatralwa)，他曾經開示如何藉著觀想聖人而統合生命中的一切，做為我們的力量來源：

　　端坐時，觀想獨尊而仁慈的上師（力量的來源）

就在你的頂輪，

並且再三接受他的加持（光）。

這可以把你的心和上師的開悟心結合在一起。

當你在進行日常活動時，

把一切出現的形象都看成上師的形象，

把一切聲音都當成他話語的旋律，

把你的一切善惡思想都看成他的智慧心。

這是轉現象界爲上師德行的教法。

飲食時，觀想上師就在你的喉嚨，

供養他食物和飲水的甘露。

如此，食物和飲水將不會在你身上造成污染，

反而被轉成神聖的慶祝。

睡眠時，觀想他就在你的心中。

他身體的光照亮全世界和一切眾生。

把全世界和一切眾生轉化成光，

然後融入你自己。

這是轉睡眠和夢爲光明定的教法。

當你即將往生（死）時，

不要陷入太多的憂慮，

觀想你自己的覺察與上師的菩提心結合爲一。

睡醒

　　睡醒可以是極具溫馨和安詳的時刻。睡覺時，身和心自然地居處在一起，早晨則是覺察的來臨。不要跳入白天例行事務的混亂中，花些時間來經驗身和心的統一。安住

於放鬆和開放的感覺中。

做一、二個放鬆的深呼吸，放下可能在一夜之間所累積的緊張或染污。花幾分鐘融入你的身體和感覺。享受全身從頭到腳心的自然溫馨。以不帶任何侷限的方式，儘管去開放。感受溫馨和開放的感覺，與它融合為一。

這種心與身的取向，可以很單純地成為當天其他時間的基礎。當你早晨起牀時，可以想：「我要正念分明地使用這種覺醒和能量，做為今天活動的基礎。」然後，在一天當中，隨時回想你睡醒時感覺到的溫馨和寧靜，讓它滲入你的心，如同大海波浪底下的寧靜和能量。

即使你在醒來時感覺到某種情緒性的疼痛，覺察的來臨就代表治療的良機。如果你在一天開始時覺得焦慮，就溫和地把自己融入活動之中，心情將會有所改變。或者你可以使用一種治療練習來清除阻塞的能量。

當你醒來時，也可以想像你正從睡眠的無明中清醒，對安詳、喜悅、光和覺醒的智慧打開你的心眼。你可以希望一切眾生都如此。

一旦醒過來，就很難不想到我們一般的、立即的世俗憂慮、欲望和情緒。不過，如果我們回到空闊的感覺，不去執著這些情緒或隨著我們的心在風中亂舞，就可以逐漸培養出醒來的當下就有這種態度的習慣。

各種佛教訓練都鼓勵這種態度。其中一個訓練是想像早上你是從無明的睡眠中，被覺者的愉快聲音或他們諸如手鼓之類的樂器聲所喚醒。另一個是從你的力量來源接受加持。

接受加持

晚上睡覺之前，觀想力量的來源就在你的心輪或上面，當你睡覺時，它會射出加持光。在你醒來時，感覺力量的來源早已出現在你的上方。或者觀想它通過你的身體上升，然後端坐在你的頂輪上，當你的引導和保護者。享受這種現臨的溫馨和力量。與全宇宙分享你的感覺，把安詳和喜悅隨著你帶入當天。

洗滌和清潔

當你在洗臉、刷牙或洗澡時，想像一切疾病、煩惱和緊張的污垢全被清淨水洗掉了，你的整個生命閃耀著治療光。

當你覺得緊張時，可以把雜事當治療使用，如同第四章所述佛教大師龍清巴的故事。當你在清掃房間、洗衣服或倒垃圾時，想像你的情緒、心理或身體污垢也正在被清潔或除掉，如同灰塵和垃圾一般。

呼吸

呼吸是維繫生命的線，是每一個衆生時時刻刻都依賴的親密生命力。如果我們能夠將呼吸轉變為精神治療的支持，我們的訓練將可滲透到生命的每一部分。

做幾個緩慢的深呼吸，藉以解除憂慮或負面情緒。當你覺得緊張或承受壓力時，讓你的呼吸完全放鬆。為任何正面的感覺而高興，即使是最微小的心情改變或開放感。

希望一切衆生都能經驗安詳和解脫痛苦。

　　一整天隨時覺察呼吸，可以把我們帶回自己的家。在做身體運動時，你可以配合身體動作自由地呼吸，並享受解脫感和呼吸的能量，因而擴大心理和身體的利益。

飲食

　　在一大早，喝一杯熱水是有益健康的。它可以洗淨消化系統，擴張組織，促進血液和氣的循環。享受美好而健康的食物，飲用適量的水分，是很重要的。吃飯絕對不是為了滿足情緒的欲望，而是為了配合實際的身體需要。把你所吃的食物看成是維持和滋養生命的工具，以了了分明每一個味道來享受它。嘗試覺察每一次喝的湯和每一口吃的飯，在意識上隨著食物在你體內移動，盡你所能越久越好。感覺食物和飲水不只是在滿足你的飢渴，還產生身和心的健康。希望一切衆生都有相同的享受。欣賞和感謝每一次啜飲和咀嚼的快樂。

　　許多佛教訓練都把食物當成治療的工具。譬如，想像發自力量來源的加持光把食物轉化成治療甘露。然後，把它當做給予你喜悅和力量的加持物來享受。

　　或者當你享受食物時，如此思惟：「這些食物正在給予我力量，以增強我自己的生命和服務別人。」

　　或者把食物想成清淨美妙的禮物，把它供養給力量的來源。觀想力量的來源高興地接受了供養，並對食物加持以回報你。然後，帶著覺察食物的加持來享受食物。這種訓練結合了恭敬和布施、正見。

或者，對生活在你體內以細菌形式出現的無數眾生，生起慈悲心，以這種慈悲心來享受食物，知道這也將滋養牠們。

或者，以正見觀想你自己示現為聖人或甚至數百位聖人。把食物當做加持供品、智慧的方便來享受，將帶來安詳和快樂的證悟。

行走

走路是最簡單和最平常的人類動作，可以是純粹的喜悅。不管是悠閒地散步或大步地邁向目的地，輕鬆和欣賞的態度可以將走路變成具有正念和治療智慧的訓練。

走路儘管自然，但把全部覺察帶入其中或其他任何動作，都可以是修行。一開始也許很難覺察走路是一種連續之流，其中有許多個別的移動和層面各自發生。一開始，選擇明顯的層面，諸如每一步的移動，將專注集中在那上面。當正念發展起來時，對你周遭環境的加持能量開放，諸如：大地、風、聲音、氣味和景色。為身心之間天衣無縫的相互作用而高興，然後走路、走路、走路。

在許多走路練習之中，你也許可以觀想力量的來源就在你右肩上方，想像行走帶著你圍繞力量來源的安詳影像，這是對它禮敬的表示。

走進房子、建築物或市鎮時，你可以禮敬裡面的一切眾生，如此思惟：「我正進入苦難眾生的世界，以便幫助他們。」或「我正進入諸佛的淨土。」離開任何地方時，你可以思惟：「我正帶領眾生離開痛苦。」或「感謝有機

會看見這些本是佛的眾生。」

坐和站

　　坐是禪修的主要身體姿勢，讓心可以在干擾最少的情況下放鬆和發展。當你不禪修時，良好和舒服的姿勢可以鼓舞日常的正念。你也可以覺察到你正穩穩坐著，因而產生踏實、穩定的心態。

　　當站著時，以優美、放鬆的姿勢開放你的身體，彷彿你的頂輪有一根線正把你往上拉，正確地拉直你的脊椎。這有減輕疲勞的實際效益，也讓你在跟別人溝通時可以比較開放。如果你在超級市場或公車站必須排隊等候時，嘗試開放你的姿勢。不要感到無聊或不滿，開放你的姿勢，可以幫助你享受你在等待時當下所呈現的寶貴生命，並且對之開放。

工作

　　工作佔據我們醒著的大部分時間。從小到大，我們年復一年地用功讀書。然後，我們忙於開拓生涯和營生。最後，我們退休，努力工作只為了生存，讓身和心協調，排遣老年的無聊和孤單。在世俗生活中，除了工作和睡覺，就沒有多少時間做其他的事了。

　　如果我們能夠把工作當成治療的工具，就可以轉化我們的生活為情緒和精神的金礦。只要我們在工作所呈現的每　個情境裡，培養出自身的安詳中心，就可以達到這個目的。

不管做什麼——辦公室的工作、整理庭園、做木工、油漆或寫作——我們都可以利用工作來表達我們安詳的內在本性。嘗試去發現你自然就會有興趣的工作，但也要試著對你所做的工作發生興趣。

當工作順利時，正念地享受和慶祝它。當你感到無聊和沮喪時，也可以把寧靜和正念帶到這上面。把一切工作都看成是可喜的，或者至少要在工作上發現若干可愛之處。欣賞你接觸到的人，對你正在解決的問題感到高興和滿足。嘗試把工作上的掙扎看成是正面的挑戰，把負面的經驗看成是忍辱和放下的練習。如果我們覺得被某一個情境困住了，可以告訴自己：「沒有其他的地方我該去，我就是喜歡這裡。」以信心這麼說，可以打開我們的開闊性。

慈悲之類的態度，或觀想光之類的修行方法，都不是空洞的理論。我們可以把它們帶進工作之中。特別是早晨醒來時，或接受加持時所經驗到的開放態度，都可以做為支撐我們整日工作的基礎。由於開放，每一個情境都可以融入精神經驗之中，就像雪花落入大海一般。

看

除了消極地瀏覽我們四周的形狀和顏色，還有更多的東西可以看。我們的眼睛是窗戶，透過眼睛，我們把我們的心理能量投射出去。只要看一眼，我們的眼睛就可以傳播仁慈和喜悅。帶有負面態度的人卻利用他們的眼睛，把悲傷和痛苦傳遞給別人。

以溫馨和微笑的眼睛，讓慈悲照耀出來。如此，看的行為就變成祈禱、禪修和治療的方法。如果能夠以仁慈和關懷的眼睛看別人，我們就不需要其他的祈禱或心理練習。如果我們能夠以寧靜和清明觀看外在世界，我們的內在生命就會反映這種正面的能量，有如鏡子一般。

說話

如同我們看別人的方式一般，我們的話語和聲調，可以對我們自己和周圍人們的心產生深刻影響。因此，仁慈、關懷的話就變成祈禱。我們每天說話的聲調可以是撫慰的、溫和的，必要時更可以是坦率的。如果我們覺得舌頭打結，無法和別人溝通時，可以請求力量的來源給予我們力量，同時想像我們的話語已經被淨化了。讓你講話的聲音信心十足地響亮出來，彷彿它是當下出自力量的來源。

睡覺

在最高級的佛教訓練裡，睡覺時心融入光明的狀態中，醒來時就以超越的覺察智慧呈現，不再對自我執著。把禪修延長到睡眠中需要很多的精神經驗，但只要有持續而真誠的訓練，就可以辦得到。

即使我們無法把睡覺轉成禪修的清明覺察，某些簡單的佛教修習也可以在我們睡覺時帶來舒服，這本身就是治療。以非常安詳的方式觀想光。或者以溫和的恭敬心，觀想力量的來源就在你身體的中心或上面，以光照耀著你的

身體，再往外照到全世界和全宇宙。

如果你想把你的訓練延伸到醒著時的意識之外，就要發強大的意願，將禪修的清明覺察帶進睡眠之中，即使當你的心開始放鬆、即將進入睡眠的狀態，也要停留在那種觀想之中。最後，如果我們持續修習的話，這種開悟的覺察就可以在睡眠中當下生起。

如果你在睡眠中醒來，就以開放的感覺重複禪修。如果你有失眠症，將自己感覺成一個光體，也會是很好的修習。或者把溫和的覺察帶到你的腳或下丹田，感覺光就在那兒，如此可以將你的散亂心安定下來。呼吸的放鬆覺察也是非常寧靜的，可以安全地把你帶入睡眠。

夢是覺醒的方法

另一個佛教的訓練是有關在睡覺和醒著時觀想夢。我們一般都把晚上的夢視為幻影，但更大的智慧是欣賞醒著時的存在就像夢一般，終究是幻影。觀想這個真理是軟化日常執著和欲望的方法。

思惟夢以及生命如夢，可以打開心在睡眠中的通路。睡覺時，再三思惟：「我了解到我的夢是夢，也不會把夢當做真實的，因而對夢執著或被夢嚇到。」有些禪修者能夠把敏銳的覺察帶到睡眠中。做夢時，他們可以認出夢是幻影，因此能夠快樂地在危險之上飛翔，或把魔鬼變成佛。

因此，我們要把夢看成夢，即使是醒著時的一切現象也要看成是夢！這種深刻了解可以紓解我們緊縛的貪欲和

執著。

對佛教徒而言，這種修習所帶來的平等心，是生死之間重要轉變狀態的最佳準備。這也是減輕我們醒時的痛苦的訓練。當然，我們必須保持常識和平衡。在西藏，我記得有一個誤解佛法的人，他利用睡夢教法為藉口，行為極端到屠殺牛羣。健康的方式是對「實際」發展出遊戲的智慧。因果業報律告訴我們：我們必須為自己的行動負責。同時，生命也確實是變化無常、如夢幻泡影；偉大的國家和系統興起而後衰落，人們生而後死，事物消長更迭。

在醒著的存在裡，我們可以對咄咄逼人的「實際」事物，抱持遊戲的態度。想像它們在一百年後，甚至幾個月或幾天之後，會變成什麼樣子。偉大的勝利和悲劇，在今天似乎是堅固、真實的，但很快地它們就會變成有趣的神話、傳說。所以，我們不需要對自己太認真。我們可以放鬆，並同時在生命的正道上前進。

一個簡單的修習

我們也許會覺得一醒來就被家庭、朋友和工作的責任所束縛，很難從事精神訓練。如果真的是這個樣子，在起牀以及被匆忙的日常生活所干擾之前，最好有一個簡單的修習。

誠如本章前面所提到的，在開放中醒來的修習，是一種特別有效的訓練。心安住在寧靜和溫馨的感覺中。知道你可以把你的空闊感覺延伸到每一個情境。

以早晨的修習為始，可以增加治療能量的影響力，就

好像是以美麗的日出為開始的早晨。

三個需要專注的要點

最好的生活方式是什麼？一個非常好的答案就是：重視當前的這一刻，此時此地，我們正在活著的那一點，對於它我們有直接而立即的控制權。因此，最重要的是，掌握現在這個時刻，睿智而美好地活在當下，不要把你的焦點迷失在過去、未來或其他地方。

第二，我們必須把注意力集中在自己的生活以及我們負有責任的人們身上。務實地對待周遭當前的眾生，如此就不會落入模糊不辨的行禮如儀和夢中世界。從現在開始，為每天都在你身邊的人們，包括家人、朋友、鄰居和你自己，扮演他們的快樂來源。

第三，我們必須奉獻自己給一切眾生的福祉和幸福，特別是與我們生活在一起的人。這是修行的精要。誠如托爾斯泰(Leo Tolstoy)的《三個問題》(The Three Questions)這個故事的結尾裡，那位隱士告訴國王的話：

記住：重要的時刻只有一個——*現在*。它是重要的，因為這是我們能夠控制自己的唯一時間；最重要的人是*與你在一起的他*，因為沒有人知道他是否會與其他人交往；最重要的使命是*對他行善*，因為那是人類這一世的唯一使命。

第三部

佛教禪修

通往開放之路

佛教徒相信終極的治療是要超越「我的」快樂，
體證超越執著於思想和情緒的真實智慧和解脫。
最後這四章所提到的一些禪修法門，
就在於如何開放我們而得到這種體悟。
這些修習可以導致更高的證悟，
也能提供「普通」的治療和快樂。

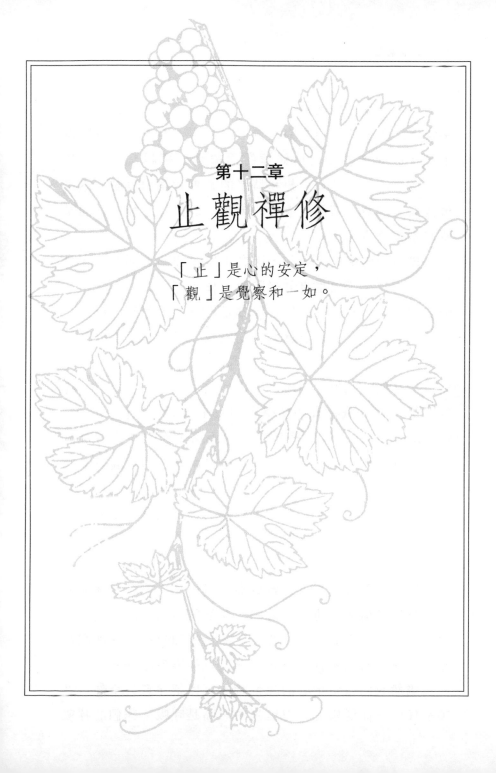

第十二章
止觀禪修

「止」是心的安定，
「觀」是覺察和一如。

　　本書所介紹的治療練習，目的是讓我們在日常生活中更快樂、更安詳。這是完美無瑕的目標，但可能是有所侷限的，因為佛教徒相信終極的治療是要超越「我的」快樂，體證超越執著於思想和情緒的真實智慧和解脫。本書最後面的四章，將簡述能夠開放我們而得到這種體悟的某些基本禪修方法。

　　描寫禪修總是困難的，因為文字只能貼近個人的實際經驗。而且，證悟也有許多階段。任何禪修者，即使是經驗老到、全心投入的禪修者，都很容易走上岔路，形成某種執著。這就是為什麼就某一點來說，謹慎尋找指導老師是非常重要的事。

　　對某些有慧根的人而言，任何治療練習或經驗都能導致開悟。在西藏，有些初學者只修「前行」（preliminary practices）就經驗到最高的證悟，而其他修習最高級法門的人也聲稱，精神的智慧未必與教法的真義有必然關係。

　　佛教一切宗派所共通的止觀修習，是大家常用並經過證明的方法，其最終目標是開放和無我──解脫由執著自我所產生的痛苦。

　　這些修習雖然可以導致更高的證悟，也能利益任何根器和具備任何修行功夫的人們。在最後這四章所提到的一切禪修法門，都能提供「普通」的治療和快樂，就如同前面所描述的治療練習在某些情況下也能導致證悟。

　　雖然我們在做止心的練習時，可以把注意力全部放在幾乎任何一種現象上，但這裡的焦點是呼吸。我們的呼吸

是一個簡單的專注對象，沒有顏色或形狀。而且，呼吸與身心是如此密切地相關聯，因此只要把我們的覺察帶到呼吸上，自然就可以安住在正念中，並打開通往一如之路。

除了觀呼吸之外，許多佛教宗派也依賴強有力的觀想修習。但毫無疑問的，簡單的觀呼吸已經包含有覺悟的種子。我們強調的是呼吸的正念和覺察——止觀之道。

止是心的安定，一如的方法，是進入開放性之前對泥水的濾清。觀是覺察和一如，具開放性，超越概念，在「自我」和經驗對象之間沒有分離。

初學者也許要花好幾個月甚至好幾年的時間在「止」的訓練上，才能自在地進行「觀」的訓練，但兩者之間的界限可以是非常模糊的。因此，不必太擔心定義。只需要姿勢坐得端正，練習呼吸的覺察。

特別是在一開始的時候，我們的心會像顛簸不平和混亂的地方，被最微細的聲音、思想或衝動所干擾。看到心的移動、不安的性質，是邁向專注的第一步。只要把你的心帶回呼吸上，漸漸地，心就會變得比較穩定。

止禪

專注在一個對象上，不躊躇、不動搖，就是止的訓練。有一種描述這種狀態的說法是：我們專注在一點上。意思是我們把覺察只集中在這個對象上，此處是指呼吸。再三地，溫和卻堅定地把你的覺察帶到呼吸上。

許多初學者發現專注在某一個地方的呼吸會有幫助，譬如說鼻尖或嘴唇上方，在這些部位都可以感覺到呼吸。

不過，只要你覺得放鬆，又能集中注意力，就不必用這種方式來尋找呼吸。

另一種有用的建議是數息。在你的心中，當你呼氣時就數「一」，吸氣時就數「二」，如此數到「十」。不要中斷數目，繼續從一數到十，只要你覺得舒服就重複這個過程。

讓腹部放鬆可以幫助你平靜地呼吸。有些人會提高胸腔來呼吸，尤其是在緊張的時候。如果我們能夠自然地呼吸，只要在吸氣時柔和地把腹部往外移，呼吸就會變得充足而放鬆。

而專注於呼吸時，如果你覺得不自在——彷彿你的氣息變得比較短或壓縮——就多多專注在呼氣上。把氣呼進無限的虛空，可以紓解專注的壓力。一般而言，吸氣比呼氣短。過一會兒，你的呼吸時間會自然變得比較長，但不可以故意讓呼吸變長。

當你的心安穩下來，也覺得不那麼壓縮了，就停止數息，把覺察帶到你的吸氣和呼氣上。覺察氣息的生起、停駐和消解。這種止的練習，可以讓我們在禪修的時間以外，更容易把放鬆的正念帶到我們所做的一切上。

正當我們覺得止的練習如此美好而心生歡喜時，也許突然之間就變得昏昏欲睡。昏沉是寧靜狀態的自然副產品。不要氣餒。但記得要醒過來！這需要一點努力才能把我們陷入夢幻、散亂的心帶回呼吸上。但不可以僵硬或猛烈地回到呼吸上。如此，我們就可以變得寧靜而清明。

在禪修之中，各種微細而安詳的經驗都有可能出現。

你也許會覺得像羽毛一般輕盈。你全身也許會沐浴在快樂之中，感覺彷彿是清涼的和風在溫柔地撫摸著你。有些人在他們的心中，看到星星、太陽、月亮、寶石、花鬘等等的美麗影像。如果有類似現象發生，要當做是專注有所進步的象徵。你的禪修可以是非常愉快的，但不要嘗試執著快樂。嘗試捕捉、「凍結」或複製類似快樂的經驗，可能會變成精神成長的障礙。

觀禪

　　如實地經驗任何觀想目標的真正性質，就是觀的訓練。透過觀呼吸，我們可以如實地覺察呼吸的移動和精妙的性質。

　　在覺察中與呼吸合而為一。在心和呼吸的一如中，沒有自我可以執著。這種對於呼吸真性質的簡單體悟，可以幫助我們證悟一切現象皆無我的絕對性。

　　在止禪中我們跟隨呼吸，因此必須練習專注在「呼吸」上。在觀的練習中，我們安住在呼吸的覺察上，不去思考為什麼呼吸是這個樣子、它在何處，或任何其他諸如「感覺呼吸的安詳」等概念。

　　觀是對於一如了了分明的練習。譬如，我們也許會覺察到長呼吸、短呼吸、呼吸的前中後或呼吸的寧靜。我們的呼吸來了，走了，改變了，沒有任何執著、攀緣。在覺察中，沒有必要有一個「我」去思考或詮釋。只是在一如的覺察中而已。

　　觀禪有一個修法是從觀呼吸開始，然後在某一點上放

下專注或技巧。那時候的禪修目標是任何生起的現象，換言之，根本沒有目標可言。我們可以覺察呼吸，或只是安住在兩個思想之間出現的空隙。

在這種觀的開放性練習之中，讓心中所生起的一切來了又去，不要執著。一切任何的思想、感覺、覺受、影像和經驗都可能會生起。既不要推開，也不要追逐它們。我們也許會覺得有一個「我」闖進來看著禪修。不過，沒有必要把它看成是闖入；就讓它生起，而後消失。讓一切如其所如，不管是正面的或負面的，都不要執著。兩個思想之間的寂靜，就是我們的開放性。思想生起來了，好得很，但不要執取。

在禪修中，我們也許經驗到痛苦的波浪，但一旦我們允許痛苦來臨，不去緊抓不放，它們就會變得平靜。當我們開放的時候，不圓滿並不是問題；只要還它本來面目，它就是好的。有了觀的覺察，感覺就既非愉快也非不愉快，只是開放地被覺察到而已，因此就得以超越了。

練習觀禪可以讓我們在一切現象生起和消失時，看到它們的無常性和無我性。此一體悟，可以把心理幻想和情緒構擬的面紗，從一切萬物真實本性的面貌上揭去。根源於執著自我的貪歡或瞋苦，將當下像水中影一般消解。

在禪修中，我們可以把身體看成既非清淨也非不清淨，而是非常廣闊的。心既非永恆也非不永恆，只是純粹的開放。一切現象既非有我也非無我，不是真實存在的，而是開放的、安詳的、不可思議的。

開放性的任何一瞥，都可以在我們的生活中有所幫

助。如果我們對開放性有某些了解和經驗，加深並擴大在我們禪修和生活中的修習，將是聰明之舉。

　　對於觀禪和開放性的描述，也許會讓證悟聽起來彷彿遙不可及。這麼想可以是好的。既然如此，我們就能夠放下「經驗」有所得的觀念，這可以幫助我們開放地禪修。

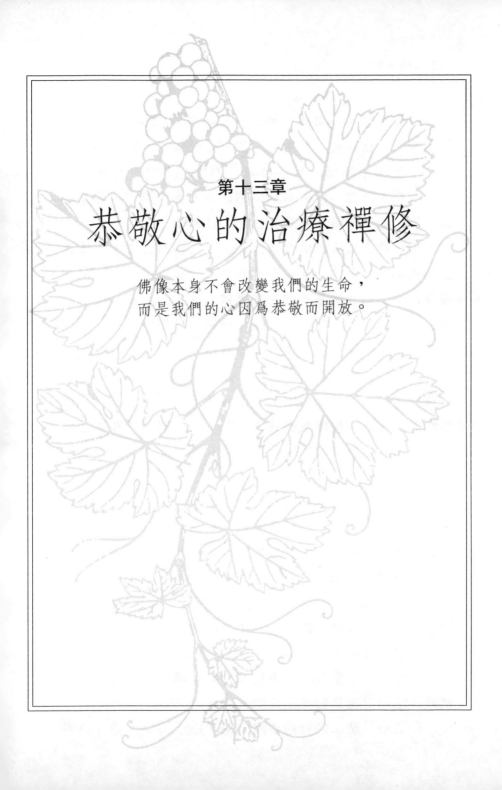

第十三章
恭敬心的治療禪修

佛像本身不會改變我們的生命，
而是我們的心因為恭敬而開放。

　　在佛性中，一切即一，不論是心靈、地球和星辰、時間和空間。在這種一如中，一切都是圓滿的，即使是我們平常看起來不圓滿的東西亦然。佛性存在於一切衆生之中，存在於日常生活的林林總總之中。終極而言，佛是超越影像、文字或概念等屬於二元心的產物。

　　這就是佛教徒的信念。因此，當某些西方人士對佛教感到興趣時，一聽到恭敬心的修習就會覺得失望。他們會這麼說：「向我們身外的高級權威祈禱，正是我們所要拋棄的。」從恭敬逃開，卻又發現信仰和祈禱等候在下一個街角，這對他們來說是多可笑的情境！

　　是的，一點也沒錯，整個宇宙都是佛性，安詳就存在於我們自身。因此，何需恭敬心呢？因為它是放下自我這個觀念的方法。信仰幫助我們開放。那是對懷疑和恐懼的放下。開放和接受的態度，可以讓我們得到我們所需要的幫助。

　　某些佛教宗派強調躬拜，把這當做恭敬心的修習。這是降服自我的簡單方法。它相信：執著和控制欲把我們帶離了智慧。在成規的宗教之外，也是可能有信仰存在。譬如，「戒酒十二步」(Twelve Steps program of Alcoholics Anonymous)強調放棄那個想要控制一切的狹隘的小「我」，承認有需要向「更高的力量」求助，不管個人對這個力量的看法為何。

　　在佛教中，恭敬心就是信賴佛陀為導師，信賴佛法是道路，信賴僧團是精神之旅的支持。

　　恭敬心就是在修行的道路上請求給予力量。精神的需

求，不全然按照我們所希望、期待的方式或我們的時間表來實現。信仰的重點是開放性，這是收受加持和解除痛苦的方法。貝珠仁波切（Paltrul Rinpoche）引用蓮花生上師的話：

> 如果你的心毫無疑慮，希望將可完成。
> 如果你完全信賴地恭敬，加持將進入你身中。

　　恭敬心就像太陽一樣，可以熔化我們對於自我的執著，讓我們的真性照耀世界。貝珠仁波切引用止貢久巴仁波切（Drigung Kyobpa Rinpoche）的話：

> 有如雪山般的上師……，
> 如果沒有太陽般的信仰光芒接觸，
> 溪流般的加持將不會流動。
> 因此，你要在信仰的訓練上用心。

　　如果沒有信賴或恭敬心，即使佛陀本人站在我們面前，我們也幾乎得不到任何助益，因為唯一關係到我們精神成長的心還未做好準備。西藏諺語說得好：

> 任何人只要你把他看成佛，
> 就可以從他身上得到佛的加持。
> 任何人只要你把他看成傻瓜，
> 就可以從他身上得到傻瓜的效果。

　　雖然佛性無所不在，但我們可以藉助觀想佛像來訓練
恭敬心。佛像本身不會改變我們的生命，而是我們的心因
為恭敬而開放。這是方便法門的精義。佛像能夠啟發我
們，但主要的因素不在於任何佛像。在修行道上幫助我們
的，是以正面的態度來看待，以恭敬心和信賴來感覺。

　　依賴任何神聖的物像或心中產生的影像，是加持我們
自己的方法，讓我們得到從內在的佛所生起的喜悅。

　　到目前為止，我已經強調過任何人可以觀想他自己所
選擇的力量來源，諸如太陽、月亮或某一個人的形像。但
這裡我將描述一個力量的來源——根本上師蓮花生大士，
他是第九世紀的西藏佛教創始人，象徵一切開悟者——
佛、神及聖賢。

　　有許多精神象徵都是能夠啟發我們的力量來源。譬
如，我們可以觀想釋迦牟尼佛幫助我們得到智慧；觀想藥
師佛治療我們的病；觀想以女性佛示現的度母解除一切恐
懼和危險。我選擇根本上師的原因有二：一是他有無限的
慈悲，一千多年來他已經幫助過非常多祈請他的人；一是
我來自他的傳承。根本上師的莊嚴現臨，是絕對佛性的金
剛顯現，具有平定一切騷亂的巨大宇宙力量和快樂。

　　我將詳細說明可以如何觀想根本上師的形像，做為這
種禪修法門的基礎。與聖像有關的圖像學，每一個細節都
可以給予教法；這些記號、符號、顏色和姿勢，不管是個
別來看，或是把它們當做整體的一部分來看和感覺，都能
呈現那些教法，並且引起我們的正面感覺。

　　細節可以幫助有經驗的禪修者安住於心中影像的覺察

中，因為覺察是完整而豐富的。但如果你缺乏經驗和技巧，也不要擔憂；不管你觀想多少都無妨，只要你覺得舒服就可以。在下面所引導的禪修中，真正重要的是文字企圖表達的感覺。藉著這種感覺，在你心中喚起蓮花生大士的影像，簡單但真誠。只要你感覺到蓮花生大士的溫馨和現臨，就已經相當具有治療作用了。

也請記住：藝術上的詮釋，諸如本書所介紹者，都只是方便而已。一張圖畫或一尊像，也許能啟發你、教導你，或做為禪修的起點，但不要覺得被它限制住。在觀想時，最重要的是你心中的影像，以及透過恭敬心而來的溫馨和開放。

祈請蓮花生大士的莊嚴法相

就像從空無中盛開出花朵一般，蓮花生大士的莊嚴現臨也是來自想像。在美麗的光暈中，發光而年輕的蓮花生大士，坐在清明、閃亮的月輪之上，而月輪又是在光明、溫馨的日輪之上。月輪和日輪都安住在一株巨大的蓮花上，芳香沁鼻，嬌翠欲滴。蓮花有上千片豔麗的花瓣。

日輪、月輪和蓮花都是他出生的象徵。他降生於「蓮花佛部」(Lotus Buddha Family)，是由智慧（日輪）和慈悲（月輪）結合的「無垢生」。

根本上師（Guru Rinpoche）的臉白裡透紅，永遠年輕而睿智，超越改變和老化。他喜悅的微笑超越痛苦。他清澈、圓睜睜、充滿愛心的眼睛帶來無邊的快樂，治療了我們的心，不管心如何移動和變化。也治療了我們的

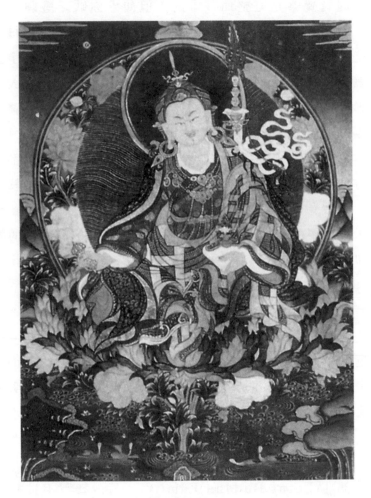

根本上師蓮花生大士

身，擴及每一個細胞和原子。

　　他的袍子射出光輝。他的白色內袍和紅色長袍象徵菩薩的覺悟。他的藍色外袍象徵密法成就的圓滿，他穿著比丘的袈裟。織錦斗蓬象徵在宇宙真理中，一切宗教訓練都是相同的。這件斗蓬和他的帽、鞋也象徵他的神秘力量。它們是沙荷羅王(King of Zahora)的禮物。這位國王原本企圖燒死他，但根本上師卻把火變成水，成為印度今日的雷瓦沙湖(Rewalsar Lake)；國王大為嘆服，就送了這些禮物。

　　根本上師握持教法的象徵。他右手中的金剛杵，象徵不可摧毀的善巧和力量，代表男性的原則。他的左手握著顱碗，裡面放著盛滿不死甘露的寶瓶。顱碗象徵空和樂的結合，代表女性的原則。寶瓶和甘露象徵長壽和佛性的永恆真理。

　　在佛教中，密宗上師常常都是在精神上與女性的佛母結合。女性的智慧在這裡是用三叉戟代表，靠在根本上師的左臂肩窩上。三叉戟的三個尖端象徵心的三個真性：開放、清明和慈悲力。裝飾三叉戟的三個頭，象徵三種佛身：骷髏頭代表全面的開放性，成人頭是佛的清淨相，青年頭是凡夫心所見的不清淨佛像。

　　其他的象徵還有繫在三叉戟上的頭髮，代表墳場的修行法門：觀想身體的分解，以及證悟生死真理的解脫。

　　在他的無限智慧中，根本上師了知宇宙間的一切現象，當下具足而不離他的絕對、開放的本性。他的無量慈悲對全宇宙開放，澤及每一個眾生，就好像母親以愛沐浴

她的獨生子。

　　現在我們已經對這幅畫有了若干了解，底下介紹由此
延伸出來的恭敬心禪修。

祈請蓮花生大士的力量和慈悲

　　觀想你正坐在山顛之類的高處，凝視廣袤、清朗的藍
天。享受這個景觀幾分鐘，在開放性中休息。身在高處的
想像，可以把你的心提升到你的騷亂之上。開放的天空清
除不時壅塞你心中的影像、思想和情緒。

　　從這種開放性中，首先想像有著美麗花瓣的蓮花座，
然後是日輪，還有在日輪之上的月輪。最後，根本上師霞
光萬道地出現了。

　　感覺這位充滿愛的覺者的無邊安詳和溫馨，在這些感
覺中舒服地休息一會兒。讓恭敬熔化你的心。當你把你的
覺察帶到這幅圖像時，要全神貫注，不只把它當做你的心
所創造出來的影像而已，而要把它視為真實而清淨的治療
上師。

　　現在，想像整個地球充滿各式各樣的眾生，他們有著
恭敬的心、高興的臉、愉快的眼。大家都在看著根本上師
（一切治療的來源）那充滿愛心、美麗和有力的臉。想像
你聽到眾生一齊唸誦真言，聲音整齊，旋律宏亮甜美。這
個真言是根本上師祈請文，是治療我們問題的工具，是心
理和身體能量的愉快顯現，是對於覺者現臨的慶祝，是對
於　如的清淨音的觀想。

　　從你的內心深處，誦唸根本上師真言，方式有二：

藏化的梵文

OM AH HUNG BEDZAR GURU PEMA SIDDHI HUNG

梵文

OM AH HUM VAJRA GURU PADMA SIDDHI HUM

翻譯成中文的意思是：「諸佛身語意的化身，蓮花（生），祈請賜予一切加持。」

隨著誦唸和開放，從根本上師發射出各種顏色的加持光接觸到你，帶來溫馨和身心的開放。這些光不但美麗、清淨，而且是安詳、溫馨、快樂和開放的能量。讓這種感覺透過每一個毛細孔和孔門滲透你全身，驅除一切憂慮和壓力，好像太陽光驅除黑暗一般。感覺你的全身轉化成光和能量。

重複誦唸這個真言許多次，讓你自己完全融入聲音之中。想像你的誦唸已經打開一切眾生的心，生起恭敬的喜悅；來自根本上師的光往四面八方發射，驅除一切混亂、憂傷和痛苦。一切眾生都在威力強大的誦唸聲中獲得解脫。誦唸聲充滿宇宙，一切都融入聲、光和喜悅之中。

享受這種溫馨和開放。讓一切概念和感覺都融入恭敬的安詳大海中，沒有分別或界限，超越痛苦和興奮、好和壞、此和彼、你和我，一切都是一如不二。

雖然這種禪修的高階目的是精神證悟，但你也可以把蓮花生大士觀想成力量的來源，從圖像發射出雷射光般的治療能量，治療一般眾生的情緒或身體問題。或者想像治療甘露從根本上師的寶瓶流向你，首先洗淨你的一切心

理、情緒和身體痛苦，然後以安詳和力量注滿你整個身心。根本上師也可以是禪修時的力量來源，充當你的治療師。

不管觀想的是什麼，你可以在一次禪修中重複使用，只要感覺起來舒服就好。當你從事日常雜事時，時時刻刻都要把禪修的開放感覺帶進你的生活。你甚至可以大聲誦唸真言，或者身處羣眾中時默唸。

在開放中禪修

從高層次的佛教觀點來看，現象來自空無，而後又消解入空無。因此，當我們在進行這個恭敬心的禪修時，首先要進入開放的狀態中，讓觀想像明鏡映照一般地生起。在寂靜中休息之後，同樣在開放和一如之中結束。它就像是出生、活著、死亡的過程，是練習隨緣放下的好方法。在禪修結束時，繼續安住在心境的開放性中，還它本來面目，不要執著。

我們可以依據自己的心境，在開放性的空闊中休息越來越久。我們可以從觀想開始，然後放下技巧，只是以開放的方式觀想。這時候，禪修的經驗是什麼並不怎麼重要。也許可以把經驗、經驗者和經驗方式全都融入一如之中。

不要嘗試替開放性造出形狀，或把它看成是某一種東西，或想從它得到些什麼。只是還它本色。這是發現你的中心的方法。如果你信賴你真實的中心，就不需要尋找別的中心。只要開放和覺察。

　　只要我們還可能會有痛苦，禪修就可以深化和強化我們。當我們體悟到開放的性質時，禪修就融入日常生活之中。

　　如果我們還是受制於二元概念，而且也依賴著外物，那麼仰仗外界的治療來源就是有幫助的，甚至是重要的。不過，重要的是了解：最終的治療必然要超越對外力的依賴。最終的治療在於獲取我們自己的安詳、開放的性質，讓我們得以透過那種安詳和開放接觸到一切。

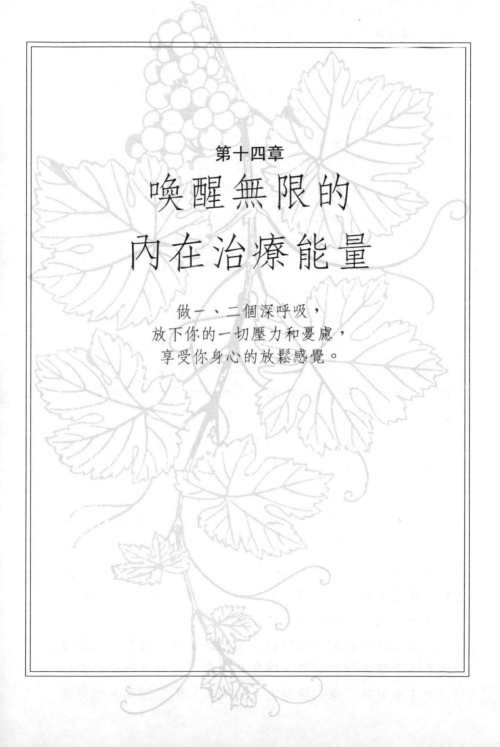

第十四章

喚醒無限的
內在治療能量

做一、二個深呼吸，
放下你的一切壓力和憂慮，
享受你身心的放鬆感覺。

　　做一、二個深呼吸，放下你的一切壓力和憂慮，享受你身心的放鬆感覺。然後，緩慢而安靜地做完下面的練習，每一個步驟做一或二分鐘。

　　1.當你早上醒來時，或一天中的任何時刻，對力量的來源生起恭敬心（它可以是針對佛、根本上師或任何其他的力量來源）。恭敬心能夠喚醒你的身和心，讓身心盛開，並能夠帶來溫馨、快樂、力量和開放。

　　2.觀想並感覺你的心輪（你身體的中心）形成驚人的光花，在恭敬心的溫馨中盛開。隨後，從那個信仰的花心中，生起你的智慧、慈悲和力量——是力量來源所蘊涵的覺悟品質。以具有熱和快樂的光身顯現的力量來源，從你身體的中脈——由明淨光形成的寬闊通路——升起。然後，力量的來源裝飾著無瑕、無垢的天空，彷彿數千個太陽合而為一升起。

　　3.相信力量來源是一切佛菩薩和宇宙真理的智慧、慈悲和力量的化身。感覺你整個的身和心在力量來源的現臨中，注滿熱、快樂和無限的能量。

　　4.然後，看見整個地球充滿各種眾生。他們的心充滿恭敬，他們的臉綻放出喜悅的微笑。他們圓睜的眼睛，驚奇地凝視力量的來源。他們加入你的祈請，以誦唸表達他們恭敬的力量，以各種共鳴和諧地唱誦，彷彿大合唱團。以盡情的盛大慶祝來唱誦祈請文。

　　5.唱誦祈請文，想像祈請文已經引發了力量來源的慈悲心。力量來源的智慧、慈悲和力量，化為各種顏色的加持光（或甘露）來到你身上，接觸每一個毛細孔。感覺接

觸時所產生的熱。感覺熱的快樂性質。感覺熱的力量。

6.然後，光進入你的身體。觀想和感覺你的一切負面習慣、心理疾病、情緒衝突、缺乏成就感、恐懼、身體疾病、循環或能量阻塞在你的體內變成黑暗。加持光一接觸，一切黑暗就被完全驅除，離開你的身和心，沒有留下任何痕跡。你的身注滿驚人的明光，有著熱、快樂和力量的覺受。然後，看見並感覺到你全身轉化成加持光身。感覺你身體的每一個細胞轉化成加持光的細胞，擁有熱、快樂和力量。

7.然後，想著你額頭（或任何其他身體部位）的細胞，由加持明光所形成。它是龐大而美麗的。慢慢地，進入細胞之中。它像天空一般無涯無涘。感覺細胞的廣闊一會兒。

8.然後，看和感覺你的身體由幾十億個同樣廣闊、美麗、快樂的細胞組成。每一個細胞都因為力量來源的現臨而增添光彩。覺察你奇妙身體的驚人展現和能量。所有細胞都彼此相愛、和諧相處。感覺你體內這幾十億細胞的力量，都因力量來源而增添光彩。

9.你的加持光身的經脈、器官和肌肉的一切細胞都在呼吸。它們像海浪一般，開放而自然地呼吸著熱和快樂。感覺那些快樂的運動所形成的波浪。波浪撫摸、鬆弛和熔化任何我們覺得僵硬的地方，以及任何尚未解決的情緒和尚未治療的傷痕。感覺能量的場域。感覺那種感覺。與感覺合而為一。

10.然後，你可以唱誦 OM、AH、HUNG（請看一六

二至一六四頁及一七六至一七七頁）做為治療運動，以產
生力量和開放性，並與它們結合。你可以大聲唱，輕聲
唱，或在心中默唱。

　　當你緩慢而持續地反覆唱誦 OM 時，覺察聲音的波
浪如何有力地在每一個細胞中回響，像海浪一般從你的聲
帶湧過你的全身。享受力量（佛身的品質）的感覺。

　　以同樣的方式唱誦 AH，覺察開放、紓解和盛開的能
量（佛語的品質）。

　　唱誦 HUNG，覺察你自己融入力量和開放性（佛意
的品質，無邊的力量）的結合體。

　　11.你也可以用你的雙手擺出一些手勢，當做治療運動
（請看一七六至一七七頁），藉以產生力量和開放性，並
與它們結合。

　　非常緩慢而持續地在你的心臟處結金剛印——以大姆
指指尖抵住無名指的基部，把其他手指蓋在大姆指上，食
指和小指微微向上張開。將結印的手放在臀與大腿的連接
處。覺察這些動作如何從你雙手的每一個細胞影響到全
身，有如河川的流動一般。享受力量（佛身的品質）的感
覺。

　　以同樣方式在你的心臟處結開花印——握拳向上，打
開你的手指（一隻接一隻，從小指開始），敞開你的雙手
和雙臂。覺察開放、紓解和開花（佛語的品質）的快樂感
覺。

　　結觀想印—— 雙手置於你的小腿上，掌心向上，右手
放在左手上，兩隻大姆指輕輕接觸。覺察你自己融入力量

和開放性（佛意的品質，無邊的力量）的結合體。

你也可以在唱誦 OM，AH，HUNG時結這些手印。

12.你可以看到在你身體四周有一個非常廣闊的加持明光的光暈，充滿著能量。它是防止任何負面力量進入的保護性光暈。它也是將能量場域中的一切轉變成加持光的轉化性光暈，就像雪花落入溫水一般。

與一切如母眾生分享加持。

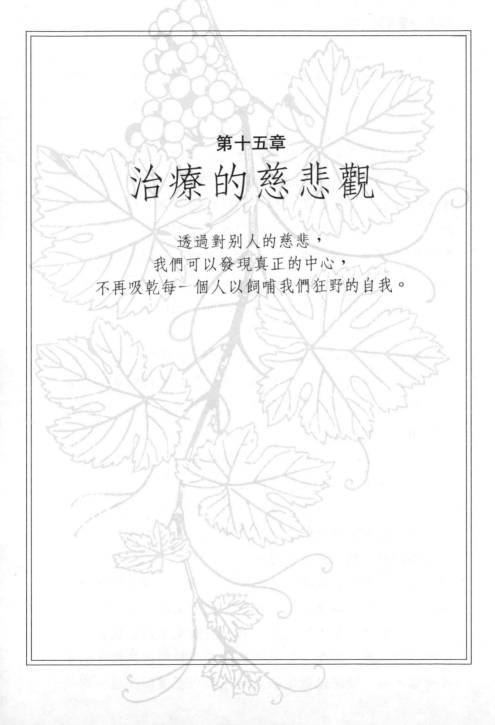

第十五章
治療的慈悲觀

透過對別人的慈悲，
我們可以發現真正的中心，
不再吸乾每一個人以飼哺我們狂野的自我。

　　如果我們能夠發慈悲心，其他的精神經驗將在我們身上自然生起。慈悲是一切德行的根源。它能夠解脫我們的自我執著。

　　因為佛性永遠存在於我們身上，所以我們都能夠發起強大、無玷、寬宏大量的慈悲心。慈悲可以開放我們閉塞、僵硬的心。它能夠平靜我們狂野的脾氣，轉化我們陰沈、墮落、負面的性情。它帶引我們離開黑暗──由自私和挫敗所創造的隱形監獄──走入光明。透過對別人的慈悲，我們可以發現真正的中心，不再吸乾每一個人以飼哺我們狂野的自我。慈悲是我們的心的治療性質，透過它我們可以發現安詳。

　　即使我們知道慈悲可以安全地把我們帶上真正的道路，但我們發現很難停止執著自我，因而無法經驗到對別人的開放性。佛教的基本法門是以簡單的方式開始，然後再打開向外的慈悲圈。

　　因此，我們必須對自己抱有健康的愛，照顧我們的真正需要和福祉，當喜悅在我們之中生起時歡迎它。我們必須欣賞身邊的人，照顧他們，切身去體驗熱心的態度，而非只是沒有付諸行動的語言或模糊的感覺。漸漸的，我們就能夠擴展我們的慈悲修行。

　　慈悲並不表示憂慮。慈悲是心胸開闊的智慧和關懷，而憂慮是根源於執著，削弱我們幫助別人的力量和能力。

　　當我們關懷某人時，常常會感到憂慮。這是世俗心不可避免的反應。因此，如果能夠的話，你可以關懷，但不要憂慮。萬一憂慮迸發出來了，不要因憂慮而憂慮。相反

的，把它看成是正面的，如此思惟：「我正在憂慮，因為
我愛這個人。關懷才是最好的態度。」以這種正面的心態
來看待憂慮，並且為它而高興，那麼負面的影響力將被轉
化成建設性的能量。

我們如何能夠對我們的敵人或我們厭惡的人感到慈悲
呢？有效的方法是把他們看成如母衆生，他們實際上是仁
慈的，良善而有愛心的，只是他們的真性被障蔽了；或
者，由於我們自己的視線被烏雲遮蔽，因此我們可能難以
辨認出他們身上的佛性。

在禪修時，我們可以開始打破將我們與別人分隔的壁
壘。宗喀巴大師（Tsongkhapa）描述慈悲和禪修説：

慈悲的特性是觀想：「願一切衆生都解脱痛
苦」，而且「我將帶領他們通往自在」慈悲分為三個
階段：首先觀想親愛的人，其次是不愛不恨的人，最
後是敵人。當怨親平等的慈悲心生起時，就觀想宇宙
的一切衆生。

接著將描述以別人的悲苦為重點的心理練習。有些人
憂慮觀想可怕的痛苦可能會產生心理疾病，但實際上這會
讓我們放下我執，因而治療了我們。因此，打開你的心，
讓慈悲的感覺湧起。

生動地觀想一位無助、受驚嚇、受折磨並哭叫求助的
人，並想像你就是他。你可以觀想臨終時極端痛苦而毫無
存活希望的人，每一秒鐘都在死亡邊緣、哭喊求助、以淚

流如注的眼睛凝視活人世界的人。或者，你可以觀想在驚恐、啜泣、無助的愛人面前，被劊子手粗壯的手拖往刑場的死刑犯。或者，看到一隻無害的、溫柔的動物，在如雷的恐怖笑聲中，正遭屠夫以利刃宰割。或者，想像一個人被困在大火、洪水或地震之中，透過沾滿血跡的淚水，看著一輩子鍾愛不捨的世界最後一眼。

然後，了解這個痛苦的眾生正是你自己的父母、孩子或愛人，因為佛教徒相信，一切眾生在我們不可勝數的前世中，都曾經是我們所愛的人。然後，想著：「當她是我母親的時候，她給我一切我所需要的愛和關懷，她以仁慈溫暖了我的心，她為了我而犧牲她的幸福和睡眠，隨時都把我放在心上。但今天卻沒有人幫助她逃離這個險難。她沒有機會在這最後的時刻發揮她所需要的智慧和力量。我是她的獨子，怎麼能夠把所有精力都花在這一生的荒唐無聊事上，而無視於她的痛苦和恐懼呢？」現在，下定決心踏上慈悲之路，如此思惟：「我在全世界面前發願，從這一刻開始，我要將生命中的每一分鐘奉獻在修行上，以療治一切痛苦的如母眾生。」

你也可以藉著安住在正面的影像上，開始慈悲的訓練。想想父母、朋友或老師曾經給你的仁慈和慈悲，並喚起那些記憶所給予你的美妙的溫馨感覺。然後告訴你自己，你將把這個偉大的慈悲禮物散播給別人，無條件地布施出去，就像陽光溫暖全世界和全宇宙一般。

或者，你可以藉著你自己的極大痛苦和恐懼來生起慈悲心。我們遭遇痛苦的時候，大多數人都徒然地嘗試躲藏

起來，卻不知道痛苦可以成為無價之寶。只要有正確的態度，受苦的辛酸滋味將讓我們更容易了解別人的痛苦。

去看並感覺受苦的眾生，可以讓我們深刻了解輪迴。這可以產生強大的能量，不僅是對別人的憐憫或祝福而已，而且是全心全意的發願和承諾，負起解脫一切眾生遠離輪迴火坑的責任。

藉著對一切如母眾生發起強大的慈悲心，將可去除我們的瞋恨、嫉妒、羨慕和貪欲。慈悲心熔化了隔離敵友、你我、好壞的壁壘，讓喜悅和安詳可以容身。

古印度偉大的大乘哲學家無著（Asanga），在山洞裡觀想彌勒菩薩十二年，依然不見任何真正的成就。直到有一天他離開洞穴，看到一隻咆哮、狂怒的狗躺在路上奄奄一息。在他企圖要幫助這隻狗時，突然湧起無限慈悲，而這隻狗轉化成彌勒菩薩熠熠生輝的身體。「菩薩，你真不慈悲，」無著悲嘆著：「為什麼這麼長久以來，你一直不向我顯示你的臉呢？」彌勒菩薩答道：「我一直都與你同在，不曾離開。你看不到我，是因為你自己心中的障礙。慈悲已經將它們全部淨化了。」

當我們的慈悲增長時，就比較容易放下我們不斷在分別的心。在慈悲的開放中，我們可以轉化混亂為清淨見，這是心的本初智慧。我們大多數人發現很難想像什麼才是「悟證永恆、全面的開放性」。不過只要我們修習慈悲，我們的愚癡、執著和惡業的因循將開始消失。

當我們成佛時，慈悲自然就在我們的心中生起，這是佛性遍一切處、無所不在的力量。誠如龍清・拉然巴

(Longchen Rabjampa)所説：

> 源自真性（佛性），
> 慈悲的力量四面八方生起，
> 完成別人的繁盛。

祈請觀世音菩薩打開我們的心

　　觀想任何力量的來源，可以幫助我們向慈悲開放，就像在肥沃的土地上播種一樣。如果能夠觀想一位神做為啟發的影像，力量會特別大。這裡我想介紹的是祈請大慈大悲觀世音菩薩。這種觀想的方法和內容，與其他能夠導引我們開放的練習相同。這裡的關鍵是把心打開的意願。即使有時候我們發現很難在日常生活中感到慈悲，但意願本身就已經相當具有治療效果了。

　　只要你覺得舒服，就儘可能觀想得越仔細，但要以放鬆而真誠的專注來觀想。將你自己完全融入觀想之中，讓覺察和影像合而為一。

　　想像你站在山一般的高處，看著無限的天空。做一個深呼吸，停留在這種開放之中，隨你想停留多久就停留多久，放下你的一切壓力和焦慮。

　　觀世音菩薩以你所能想像得到的最有啟發性、最安詳、最莊嚴的形象，從開闊的天空出現在你面前。他的身體呈白色，發射出光，像雪山或水晶山被數千個太陽的光映照著一般。

　　他身上飾著絲綢和珠寶，坐在一朵美麗的蓮花中央的

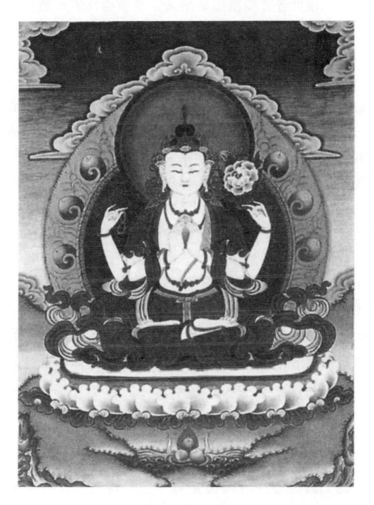

觀世音菩薩

月輪上。觀世音菩薩穩固地坐著，象徵佛性不可動搖的狀態。

在這個禪觀中，觀世音菩薩具有四隻手臂，將他無限的慈悲傳佈給宇宙中的每一個眾生。他的第一雙手在心輪合掌，象徵涅槃與輪迴的一如——是覺悟與世間苦難的結合，一切都如實的圓滿，包括世間的掙扎和無常。在他合掌的手中，握著一顆如意寶珠，代表滿足一切有緣眾生的需要。菩薩的第二隻右手拿著水晶項鍊，象徵他對一切眾生永無休止的慈悲。他的第二隻左手握著一朵白色蓮花，象徵他無瑕、無限的知識和智慧。

他的眼睛充滿無限的仁慈和關懷，以無條件和無休止的愛，張眼看著一切眾生。他年輕而永恆，超越一切痛苦，他那喜悅、微笑的臉，讓每一個眾生解脫痛苦。

在你的心中生起的感覺，不只是你的心所創造的形相，也是觀世音菩薩真實、清淨的形相，是諸佛菩薩的化身。相信這個影像是你自心清淨性的反映，示現為菩薩相。感覺他出現在你的身和心中。為他帶給你的居處、你相處的人以及全宇宙的加持而高興。

觀想在觀世音菩薩面前的土地上，有各式各樣的眾生，他們因菩薩的現臨而雀躍不已。現在，以溫馨的感覺，想像地球上的一切眾生跟你一起唱誦下面這個真言：

唵嘛呢叭彌吽哩（OM MANI PADME HUNG HRI）

或

唵嘛呢叭彌吽（OM MANI PADME HUNG）

這個六字真言翻譯成中文的意思是：「寶部和蓮花部

的佛，我們祈請你。」或廣義來説：「握有慈悲和智慧的珠寶和蓮花的佛，請賜給我們你的加持。」

　　把你自己完全融入唱誦的聲音當中；以你覺得具有啟發性的方式，再三地唱誦。這時候，你要重新觀想。以溫馨和恭敬，想像所有地方的一切衆生都張大著喜悦的眼睛看著觀世音菩薩。真言的甜美聲音充塞全宇宙，把每一個形相、聲音和概念轉化成對觀世音菩薩的慶祝。

　　現在，在你的心中，聽到觀世音菩薩撫慰的聲音，他一遍又一遍地説：「你一切不良的行為和感覺，都已經完全被治癒了。現在你是清淨圓滿的。感覺快樂與安詳。」讓這些話語的意義浸入你的心裡，這不只是來去無痕的話，而且是真實並可以被深刻感覺得到的灌頂和加持。

　　現在，治療光從觀世音菩薩身上發射出來，當光接觸到你的時候，你的心全然開放給圍繞在觀世音菩薩四周的一切如母衆生。這些光不只是美麗、清淨的形態而已，也是安詳、溫馨、快樂和開放的能量。來自觀世音菩薩的光，經過你的身體，流向一切衆生，驅除一切痛苦。讓寧靜和開放的感覺透過你傳佈出去。感覺整個世界已經在慈悲中合一。你尚未馴服的心有如冰一般寒冷、堅硬，都在慈悲中融化；藉著菩薩慈悲光的力量，你的身體被轉化成清淨的光。菩薩的光就像一千個太陽，但絕不會傷害任何人的眼睛；相反的，會帶來安詳與解脫的撫慰感覺。當這光從每一個方向發射出去時，全宇宙都融合在安詳和一如之中。

　　感覺宇宙的寬廣和開放。讓你的一切思想和感覺消失

在菩薩無限的安詳和溫馨之中；在他的慈悲中，沒有苦樂、好壞、彼此、你我的分別。在深厚的安詳之中，一切即一。在你的心的治療性開放中休息。你可以再三重複這種禪觀，只要感覺舒服，越多次越好。

這種禪修法門有多種形式，你可以觀想本書前面所提到的其他治療能量。研究祈請文的大師卡瑪‧查美(Karma Chakme)，把一般和神聖經典的許多修持法門配合神秘的教法，濃縮成觀世音菩薩的觀想法，用來治療一般疾病。

想像觀世音就在病人（可以是你或別人）的頭上。他有兩隻手臂，右手做出保護的手勢，左手握著一朵白蓮花放在心輪。觀世音的許多瑞相中，有一個是他的真言唵嘛呢叭嚩吽（OM MANI PADME HUNG），形成一個圈子，圍繞著他的心臟移動。燦爛的光從真言發射出來。

向大慈大悲、施無畏的觀世音菩薩祈求解脫疾病，並且相信這個祈求將得到回應。

卡瑪‧查美描述其餘的修習如下：

從菩薩的身體流降甘露，滌去病人的一切疾病和病癥，然後注滿他的身體。

接著儘可能持誦下述真言：OM MANI PADME HUNG SARVA SHANTING KURUYE SOHA（意思是：慈悲和智慧的菩薩，願一切疾病都得治療）。

然後，這個人頭上的菩薩化成光，融入病人身中。

　　記住：你可以把任何慈悲觀的感覺和能量帶入日常生活之中；這是我們永遠可以得到的加持。觀迎生命帶給你的一切——那全都是悟證真性的機會。

　　當你高興時，把它當做佛的加持能量去充分感覺，但不要執著。當你受苦時，想著：「願這個苦厄是解脫一切如母眾生的痛苦的贖金。」並且把苦厄當成是帶來精神啟發和覺察——人生的最高目標——的正面力量。

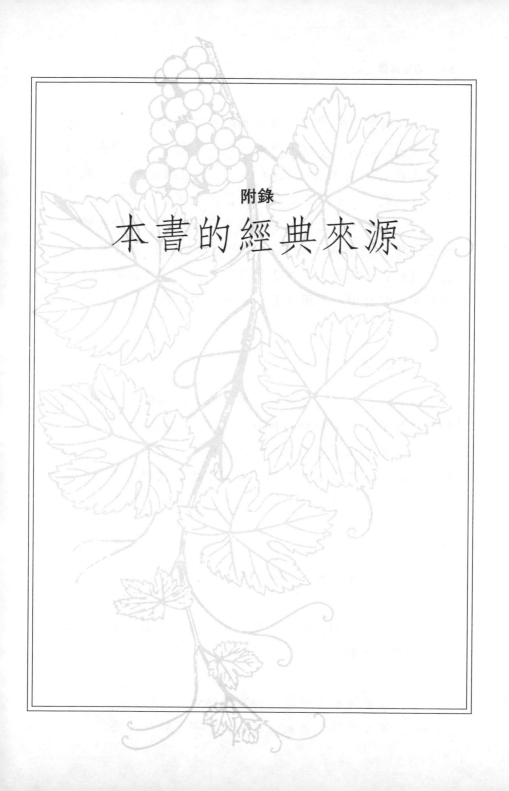

附錄

本書的經典來源

　　我們所面臨的問題，就在此時此地的當下，但最好的忠告卻往往是前人遺留下來給我們的。我大量引用古今許多偉大精神上師的金玉良言，用意就是讓這些智慧的聲音，以他們自己美麗而富有啟發性的文字直接說出來。

　　另一個理由就是為本書的基本理論作證。對於我們的心如何能治療痛苦，經典上所開示的法門比比皆是。不過，只有一小部分適合本書的性質。我想讀者可能會好奇地想知道經典中所呈現的若干治療練習。此外，本附錄也提供有關心和情緒的進一步經典來源。

以觀想治療

　　經典忠告我們以堅強的信仰、真誠的祈禱、喚起心理的影像等方法，來治療心和身。

　　第一步是找出心理或身體的疾病——佛經所謂的「否定的對象」。負面的情緒和疾病都根源於執著自我，但在我們能夠予以紓解之前，必須先認清它們。寂天菩薩說：

> 沒有找出罪魁禍首，
> 你將無法體悟它的不存在。

　　因此，在觀想正面的影像之前，我們需要了解心和問題的來源。誠如札卡巴(Zhabkarpa)所說：

> 如果你不能確定心的實際特性，
> 不管你做什麼良好的訓練，都不能擊中要害。

這就好像目標在附近，
卻把箭射向遠方。
這就像小偷就在你家中，
卻拼命在外頭搜尋。

　許多經典都建議把疾病觀想成某種形狀，例如污垢。負面的影像一旦被喚起，就可以用甘露和光之類的治療能量加以淨化。利美俄哲(Dri–me Özer)描述一種觀想，其中的力量來源是金剛薩埵菩薩——無限真理和力量的化身：

　觀想光和甘露從菩薩的身進入你的身，淨化你身的業障。……你的身受到加持，成爲金剛身、佛身。來自菩薩語的光和甘露，淨化你語的染污……你的語受到加持，成爲金剛語。來自菩薩意的光和甘露，淨化你意的業障。……你的意受到加持，成爲金剛意。來自菩薩各部位的光和甘露，淨化你把身語意執著爲「我」的染污。……你已經受到金剛智的加持。

　在一篇治療的啟請文中，杜欽哲仁波切提到使用煙、火、風、水和甘露的治療觀想：

　菩薩（力量的來源）的手握著如意寶瓶，
冒出芳香的煙雲。
它燒掉我們一切的污垢、缺點和煩惱。

從菩薩的鼻子呼出智慧風，
吹走我們一切的煩惱、焦慮和烏雲。
從菩薩的嘴吐出加持的雲霧和智慧甘露，
洗淨我們一切的疾病、惡業、煩惱、
不和諧與失意。
願一切污垢被智慧火燒掉。
願它們被強大的風力吹走。
願它們被甘露淨化。

十八世紀一位偉大的禪修法門作家澤旺‧卓珠(Tse-wang Chokdrub)描寫治療前的心理準備的需要——特別是透過專注來修止觀。

爲了去除昏沉，你必須強力、全面而專一地把意念放在心輪。爲了消除心的放縱、興奮或狂亂，你必須強力、全面而專一地把意念放在臍輪。當你的專注變得專一而堅強時，心就既不會昏沉，也不會掉舉。

澤旺‧卓珠提供一個實際的治療練習：觀想我們自己是佛，想像在我們的心輪有代表佛的菩提心的「吽」（Hung）字：

爲了治療身體疾病，首先觀想並看到你自己就是佛。在心輪觀想有一個米粒大的深藍色「吽」字。如果你的病是熱性的，就觀想有一個米粒大的白色

西藏文的「吽」字

「吽」字從深藍色「吽」字射出，繞著你上半身的每一個部位，吸走一切疾病，就好像磁鐵吸走鐵一般，從你的頭頂離開，消失於太空之中。然後，呼氣。如果你的病是冷性的，就觀想有一個紅色「吽」字從深藍色的「吽」射出，繞著你下半身的每一個部位，像磁鐵一般吸走與冷有關的一切疾病，從你的「下門」離開，消失於地球的深處。如果你某一個部位（如手臂）疼痛，就觀想在痛處有一個黑色的「吽」字，吸走一切痛，從你的指尖或眼睛離開，消失於太空之中。

澤旺・卓珠也描述如何把我們的覺察融入痛苦。他談到消解於「大印」（Great Seal，佛教術語，意為「開放」）：

　　不管你正在經驗什麼疾病，或它産生的原因和條件是什麼，發生在你幻身上的一切痛苦，都是因爲不了解真理而産生愚癡才發生的；一切痛苦之所以發生，全都是因爲執著自我，而後産生煩惱、執著和瞋恨。接著你必須進一步分析。如果你説：「所有這些痛苦的根源都是執著自我，我將捨棄它。」那麼所謂的捨棄者，就是因爲執著自我才生起的。捨棄執著自我的正確方法應是：不管你正在經驗什麼痛苦或疾病，都不可以有任何思考，你只需要觀想（正在經驗的）痛苦者和痛苦本身的結合或一如，既不接受（正在經驗痛苦的自己），也不拒絕（痛苦）。强力而專一地把你的心專注在那個結合之上，就是毫無限制的一如和開放，如此一來，痛苦本身和經驗痛苦的人的概念，全都融入「大印」的廣袤中，沒有接受自我和拒絕痛苦的任何分別。這將切斷跟執著自我的連繫。

身、心和現象的覺察

　　覺察你自己身體、感覺、思想和現象的品質和性質，是「四念處」和「止觀」等一般佛教禪修的中心焦點或主題。它是維持對於每一個心理思想和感覺，以及每一個物理現象和時刻的覺察，覺察時要開放，不可以有任何概念上的執著或情緒上的衝突。

　　密宗「二次第」（two stages）的道和目標是：覺察身、心、宇宙的正面和愉悦品質，及其開放性質。

體悟身體和宇宙的每一個細胞或原子都是佛的品質

　　在密宗教法中，你要學習體悟你自己的身和心及宇宙全都是佛的品質和智慧。甚至在一般教法中，都強調每一個原子皆是佛淨土的無量無邊顯現。《普賢菩薩行願讚》（Bhadracharyb−pranidpana）說：

> 願我從每一個原子中體悟
> 三世一切淨土的圓滿示現。
> 願我進入十方（每一個原子的）諸佛淨土中。

了解心

　　第七世紀有一位偉大的佛教中觀學者月稱(Chandra-kirti)寫道：

> 眾生首先執著「自己」為「我」，
> 然後執著「事物」為「我的」，
> 彷彿水車般地在婆娑世界輪迴不已。

　　但我們這些痛苦的眾生又如何放鬆對自我的執著呢？我們都習慣把經驗想成正面或負面，但情境的好或壞，對於我們如何看待和運用情境，關係並不怎麼大。貝珠仁波切引用龍清‧拉然巴的話，勸我們使用方便善巧來轉化我們的生活：

有時候看看自我顯現的和諧環境是什麼性質。
了解它們是自我顯現的，
它們的生起就可以成爲精神經驗的支持。
有時候看看負面環境的顯現；
這對於驅除執著愚癡非常有效。
有時候看看朋友和老師；
學習他們的優缺點，可以啓發你的訓練。
有時候看看四大在空間顯現的奇蹟；
這可以讓我們的心思融入心的真性中。
有時候看看你的國家、住處和財物有什麼特性；
把它們看成是幻影，
可以驅除你對那些幻像的執著……
總之，認識千變萬化的現象有什麼性質或特性；
可以驅除你把它們當成真實的愚癡執著。

我們大多數人都把寂寞看成是負面的情緒，但經驗老
到的禪修者，早就體悟如果以放鬆的心情看待這種感覺，
可以幫助我們軟化僵硬的概念，帶領我們進入更深層的觀
想。貝珠仁波切寫道：

　　如果你停留在一個令你感覺寂寞（或悲傷、索然
　　無味、空虛）的地方，觀想的禪定就可以在我們身上
　　生起。誠如密勒日巴尊者（Lord Milarepa）所説：
　　在無人的空谷洞穴中，
　　沒有時間讓寂寞停止，

没有時間讓心不斷離

對三世上師、諸佛的恭敬。

　　當我們開始了解心時，就可以知道根本沒有必要去執著快樂、悲傷或任何其他心理或外界的現象。在佛教的觀點中，一切現象都只是心的反映和指稱。米帕仁波切(Mipham Rinpoche)寫道：

一切都是心的魔術表現。

如果解脱，那是心的解脱；

如果束縛，那是心的束縛。

離開了心，

既沒有解脱也沒有束縛，

既沒有快樂也沒有痛苦，

既沒有佛也沒有眾生。

　　在最高層次的了解裡，我們可以在放下執著中發現安詳，我們的煩惱將因而消失，世俗貪欲的追逐遊戲將停止。寂天菩薩寫道：

當你已經了解

既沒有感覺的經驗者，

也沒有感覺時，

你的貪欲（感覺的結果）怎麼會不離開呢？

煩惱

　　造成我們煩惱的，正是我們的執著態度。佛經說，有六種煩惱最嚴重：癡、瞋、貪、慳、嫉、慢。

　　忍辱被特別視為具有特殊影響力的美德。它是一種放下的態度，既不拒絕也不執著環境或情緒，只是讓現象生起和消失。寂天菩薩寫道：

> 惡莫大於瞋恨，
> 善莫大於忍辱。
> 因此，盡你的一切心力
> 獻生命於忍辱的修習。

　　有關正確態度的經典開示，都承認我們大多數人很難處理煩惱。經典說，就從簡單的事情開始吧！因此，如果有人在嫉妒的荊棘巢穴中匍匐，第一小步就是要想到有人比我們還不幸，祝他幸運。這常常可以軟化從前只求自己快樂的頑固習性，並且種下為他人的好運感到喜悅的可能性。

　　忠告常常都是十分踏實的。為了鬆解慳吝，佛陀開示人們首先要送些蔬菜之類的小東西給別人。寂天菩薩寫道：

> 佛陀教導人們，
> 首先布施蔬菜之類的東西。

慢慢訓練之後，

連自己的肉都可以布施。

佛教徒相信輪迴，並且把布施看成是在創造可以帶到來世的善業。龍樹菩薩告訴我們，不能夠布施或享受的財富，只不過是痛苦的來源而已。

享受財富帶來這一世的快樂。

布施財富帶來未來世的快樂。

不享受又不布施的財富廢物，

帶來的只是痛苦，不是快樂。

西藏佛教薩迦派最偉大的學者薩迦‧班智達(Sakya Pandita)宣稱：

最好的財富是布施，

最好的快樂是心的快樂。

像貪欲之類的強烈煩惱，會把我們捕捉入痛苦的陷阱。貪欲和執著把我們帶離心的真正安詳。為了放鬆我們的執著，應該要深刻觀想一切現象的無常性。納吉‧旺波(Ngagi Wangpo)說：

這一世的財富就像蜜蜂的蜜。

雖然牠們蒐集蜜，享受到的卻是別人。

親友的聚合就像賓客會面，
雖然在一起，終究是要勞燕分飛。
生命就像草尖上的露珠那麼無常。
雖然我們在這裡，很快就會消失。
死神就像間諜，
日夜都在伺機抓拿我們。
這一世的現象彷彿正要從夢中醒來：
它們是無常、迅速的，
而我們將會離去，丟下它們。
因果的業彷彿我們的影子，
隨時都跟著我們。
因此，有智慧心的人們，
從今天起就踏上解脫道。

《自說經》（Udanavarga）說：

如果你希望擁有一切快樂，
就捨棄（追求快樂的）一切貪欲。
捨棄了一切貪欲，
你將享受最高的快樂。
只要還執著貪欲的對象，
你就不可能得到滿足。
因此，不管是誰，都要以智慧戒除貪欲，
享受滿足。

　　在一切煩惱當中，癡是主要的毒素。我們被困在掙扎之中，因此很難如實地看到無常、痛苦的世間，也無法體悟我們的真性和一切現象的開放性。只要我們能夠放下對於「自我」的執著，步伐再小，都有智慧。寂天菩薩説：

　　　　任何人想要紓解痛苦，
　　　　就必須發展智慧。
　　　　《法句經》説：
　　　　當你以智慧體悟到
　　　　一切現象都無我時，
　　　　你就不會受到痛苦的傷害。
　　　　這是圓滿之道。

詞彙解釋

絕對光（absolute light）：

依據龍清巴尊者的說法，世俗概念中的五項身心要素是佛性中的五佛身，五種煩惱是五種本初智，五種身體元素（五大）是五淨光……等。在佛性中，它們呈現出一如或結合、安詳和喜悅的性質；但在世俗心中，心和它的對象被認知、執著和經驗為五種身心要素、五種煩惱和五種身體元素……等，呈現出二元、情緒和痛苦的狀態。

阿（AH）：

依據大乘經典，AH 是一切聲音、表示和字母的來源；它是非生的、非創造的、非構思的，而且是開放的、清淨的和自然的。它並不傳達任何概念性的表示，而是顯現一如的本初性質及空性。

中陰身（bardo）：

依據佛教，在你死後，將有中陰身，這是過渡的時期，在中陰身之後，你將輪迴到下一世。在中陰身，如果你有準備的話，可以證悟真如法性，而一切現象都是一如的。

佛身（Buddha－bodies）：

佛的不同面相。大部分教法都提及三種佛身。法身（ultimate－body）是佛性的全然空性或開放性。

報身（enjoyment – body）是佛的真實或清淨相。
此中，諸佛的一切顯現和淨土的現象顯現都是不變
的，與佛法不可分離的。化身（manifestative
body）不是真實或清淨的佛身，它是依據眾生的需
要和認知而顯現出來服務眾生的形相。

密宗呼吸修習或密宗氣功（esoteric breathing practices）：
在西藏佛教中，有許多宗密氣功的法門，例如風
（Lung，藏文為 rLung）或脈風（Tsalung，藏文
為rTsa rLung）。這些法門運用體內的氣，做為產
生能量的主要方法，進而證悟大樂和空性的結合——
最高的真理。因此，密宗修行人以體內的熱來生活：
不需衣服保暖，像鳥一般在天空飛行，依靠氣而維持
生命，不需食物，常春不老。再者，有一個守住氣和
心的最好方法，就是把它們集中在肚臍下面某個定
點。此類訓練的說明，必須閱讀其他書籍。

五色（five colors）：
每種色各有自己獨特的治療力量。昆堅・龍清巴
（Kunkhyen longlchenpa）寫道：「因為智慧
（真性）是不變的，它的光呈現綠色。因為智慧是清
淨的，它的光呈現白色。因為智慧是涵攝品質的，它
的光呈現黃色。因為智慧是涵攝力量的，它的光呈現
紅色。因為智慧是成就一切（四）行的，它的光呈現
藍色。」他在《自己出現》（Rang Shar）中詮釋：
「白色光（行動的光或能量）是安詳的；黃色光是發
展的；紅色光是（控制一切的）力量的；綠色光是
（解除負面的）強力的；藍色光是一切（四）行的成

就。」

執著自我(grasping at "self")：

把一個人的自己（「我」和「我的」），或其他生命
及事物（「他」或「她」，「此」或「彼」）了解為
真實存在的實體的概念。

光(light)：

像日光之類的一般光，被認為是四大的清淨面相；納
托朗托(Natsok Rangtrol)說：「四大的清淨面相
是光，諸如太陽的光、水晶的光。」

光身(light body)：

西藏許多成就大圓滿(Dzogchen)的上師，在去世的
時候會證得光身或虹光身（rainbow body，藏文為
jalu），肉體分解得一物不剩，只留下指甲和頭髮。
有些證得「大遷識淨光身」（pure light body of
great transference， 藏文為 jalu phowa
chenpo），將他們的四大身轉化成淨光身，沒有留
下任何身體遺物。

蓮花姿(lotus posture)：

這是一種最普遍的東方禪修姿勢，包括七個要點：(1)
雙腿交叉跏趺坐，或稱蓮花姿；(2)將手放在小腿上，
作禪定式；(3)脊椎挺直；(4)下巴稍微放低以彎曲頸
部；(5)像鳥翼或車軛一般伸出兩臂；(6)降低視線，沿
著鼻尖看前面一或兩碼處；(7)以舌尖抵住上顎。

眞言(mantra)：

梵文中一種威力強大的單字、詞或短文，具體表現聲
音、話語、表示和力量的絕對性質。也是佛菩薩的圓

滿智慧和力量的表現或顯現。修行人可以誦持真言，當做一種禪修、啟請或精神表示、行動的方法。

根本上師眞言(Mantra of Guru Rinpoche)：

OM（唵）：佛身的種子字

AH（阿）：佛語的種子字

HUM（吽）：佛意的種子字

VAJRA（縛雜拉）：鑽石（堅硬）、法身（佛的絕對性）。藏音BENJA（班雜）

GURU（咕嚕）：上師（繁榮）、報身（佛的清淨相）

PADMA（叭嚕）：蓮花（清淨）、化身（眾生所認知的佛身）

SIDDI（悉地）：一般和非一般成果的證得

HUM（吽）：請賜予；願（禱求）

觀世音菩薩眞言(Mantra of the Buddha of Compassion)：

在佛經中，這個真言只有六個字，但在大部分伏藏（terma）中，共有七個字，後面加上HRI（哩）——觀世音菩薩的心字。在這個真言中，HRI是持咒者所要啟請的觀世音菩薩心字，其他六個字是啟請它的工具。

OM（唵）：A＋O＋M＝OM；象徵諸佛的身語意，此處由觀世音菩薩呈現。

MANI（嘛呢）：寶珠；象徵希望的實現、善巧方便。

PADME（叭嚕）·蓮花：象徵無染的清淨、智慧。善巧方便和智慧的訓練是佛教的修行之道，它們的圓

滿就是佛性的善巧方便和智慧。

HUNG（吽）：統一、啟請或結合。它代表善巧方便和智慧的統一。它啟請觀世音菩薩賜予善巧方便、智慧和一切加持。另一種解釋，HUNG將持咒者與觀世音菩薩的身語意不可分離地結合在一起。

HRI（哩）：心字；代表持咒者所要啟請和結合的觀世音菩薩心質。

簡單的意義：握持寶珠和蓮花（慈悲與智慧）的菩薩，請賜予我們你的加持。

唵阿吽呼吸法(OM AH HUNG breathing)：

OM代表佛身，它是我們眾生本具的真性的不變力量和美。AH代佛語，它是實相不歇止的表示和盛大能量。HUNG代表佛意，它是實相本初開放性的不動圓滿。修習方法有多種，除了本文所介紹的方法之外，也可以在呼氣時唸OM，吸氣時唸HUNG，摒氣時唸AH；在呼氣時唸OM，吸氣時唸AH，摒氣時唸HUNG。

淨土(pure land)：

諸佛居處所顯現出來的佛相和現象。在佛性中，並沒有客體和主體的分別。在一如狀態中所呈現的一切都是智慧，並具有安詳、喜悅和美的智慧力量。又譯佛土或佛國。

伏藏(terma)：

透過覺悟力量所發現的教法和物體。

真性(true nature)：

又稱佛性、終極的性質、絕對真理、覺性或佛心。

查巴(tsa ba)**和朗巴**(grang ba)：

依據西藏醫學，一切身體疾病都與查巴（熱）或朗巴（冷）溫度有關。上身是查巴的中心，下身是朗巴的中心。

法界（ultimate sphere，**梵文**Dharmadhatu）：

薩迦・卓登(Shakya Chokden)寫道：「法界是佛的智慧，遍於基、道、果。」他認為法界也可以從三個脈絡解釋：「在基（輪迴）的脈絡中，法界呈現為絕對的清淨性。在道（大乘佛菩薩）的脈絡中，法界呈現為法身的發展（或證悟）面，具有二清淨（一是來自突然生起的污染的清淨，一是存在於本初時間以來的真性的清淨）。在果（佛位）的脈絡中，法界呈現為當下成就的三佛身和佛行。」

金剛（diamond，**梵文**vajra）：

象徵堅固、不可摧毀和不變的品質。就像基督教的十字架，它是密宗佛教的主要精神標誌。金剛也有呈現寶杖的形相（稱為金剛杵），由佛菩薩握持或在法會中使用，象徵男性的力量。

張老師文化智慧的書目

一、現代心理叢書

中國人的追尋系列	定價	備註
J$_{11}$ 鹿港阿媽與施振榮——施陳秀蓮的故事	200元	
J$_{12}$ 走過紅塵——鄧志浩的戲夢人生	180元	
J$_{13}$ 享受平凡——鄧志浩的山居歲月	180元	
J$_{14}$ 為者常成,行者常至——李鍾桂的生涯故事	200元	

二、生活叢書

生活技巧系列	定價	備註
A$_1$ 讀書與考試	60元	
A$_9$ 怡然自得——30種心理調適妙方	130元	
A$_{10}$ 快意人生—50種心理治療須知	120元	
A$_{11}$ 貼心父母—30帖親子相處妙方	120元	
A$_{12}$ 生活裡的貼心話	150元	
A$_{13}$ 讀書會專業手冊	250元	
A$_{14}$ 創意領先—如何激發個人與組織的創造力	250元	

愛·性·婚姻系列	定價	備註
E$_1$ 生命與心理的結合 家庭生活與性教育	150元	
E$_2$ 永遠的浪漫愛	220元	
E$_6$ 從心理學看女人	110元	
E$_9$ 告訴他性是什麼——0~15歲的性教育	150元	
E$_{10}$ 外遇的分析與處置	140元	
E$_{11}$ 金賽性學報告	780元	精裝
E$_{12}$ 金賽性學報告·親密關係篇	220元	平裝
E$_{13}$ 金賽性學報告·身心發展篇	220元	平裝
E$_{14}$ 金賽性學報告·衛生保健篇	220元	平裝
E$_{15}$ 愛情上癮症——克服愛的痴迷與依賴	150元	
E$_{16}$ 性愛天平——尋求圓滿的男女關係	180元	
E$_{17}$ 婚姻神話——婚姻中的24個迷思	150元	
E$_{18}$ 春蝶再生——女性二度成年的新發現	180元	
E$_{19}$ 海蒂報告·深情之愛	250元	
E$_{20}$ 海蒂報告·單身遊戲	250元	
E$_{21}$ 海蒂報告·婚戀滄桑	250元	
E$_{22}$ 海蒂報告·女性坦言	250元	
E$_{23}$ 海蒂報告·性愛歡愉	220元	
E$_{24}$ 海蒂報告·情慾神話	220元	
E$_{25}$ 海蒂報告·男性氣概	220元	
E$_{26}$ 海蒂報告·浮世戀情	220元	
E$_{27}$ 海蒂報告·親密關係	220元	
E$_{28}$ 海蒂報告·感官男人	220元	
E$_{29}$ 偷看——解讀台灣情色文化	180元	
E$_{30}$ 台灣情色報告	180元	
E$_{31}$ 中年男人的魅力——流暢·健康·性歡愉	200元	
E$_{32}$ 馬斯特與瓊生性學報告(上)親密的愛	280元	
E$_{33}$ 馬斯特與瓊生性學報告(下)健康的性	280元	
E$_{34}$ 愛情功夫	200元	
E$_{35}$ 性心情——治療與解放的新性學報告	220元	
E$_{36}$ 外遇——情感出軌的真實告白	280元	
E$_{37}$ 我痛!——走出婚姻暴力的陰影	220元	
E$_{38}$ 愛情學分All Pass	180元	
E$_{39}$ 我的愛人是男人——男同志的成長故事	180元	

親子系列	定價	備註
P$_1$ 孩子只有一個童年	100元	
P$_2$ 幫助孩子跨越心理障礙	90元	
P$_3$ 孩子的心,父母的愛	110元	
P$_4$ 孩子的快樂天堂	100元	
P$_6$ 阿牛與我	150元	
P$_7$ 這一家	180元	
P$_8$ 做溫暖的父母	180元	
P$_9$ 天下無不是的孩子	180元	
P$_{10}$ 校長爸爸天才囝	180元	
P$_{11}$ 烤媽出招	180元	
P$_{12}$ 尋找田園小學——創造兒童教育的魅力	220元	
P$_{13}$ 不是兒戲——鄧志浩談兒童戲劇	220元	
P$_{14}$ 我的女兒予力—一個唐氏症家庭的生活紀實	250元	
P$_{15}$ 跟狐狸說對不起	200元	
P$_{16}$ 7-ELEVEN奶爸	200元	
P$_{17}$ 父母成長地圖	200元	
P$_{18}$ 做孩子的親密知己	200元	
P$_{19}$ 親子逍遙遊台灣	200元	
P$_{20}$ 親子逍遙遊世界	200元	

	青少年系列	定價	備註
Z₁	心中的自畫像—如何認識自我	120元	
Z₂	悸動的青春—如何與人交往	120元	
Z₃	葫蘆裡的愛—如何與家人溝通	120元	
Z₄	輕鬆過關—有效的學習方法	120元	
Z₅	孩子,你在想什麼—親子溝通的藝術	120元	
Z₆	青少年的激盪	150元	
Z₇	貼身話—少女成長手札	120元	
Z₈	貼心話—我說·我聽·我表達	120元	
Z₉	少年不憂鬱—新新人類的成長之路	180元	
Z₁₀	想追好男孩—青春族的情感世界	180元	
	贏家系列	**定價**	**備註**
SM₁	學習贏家·智慧寶盒	2500元	
SM₂	規劃孩子的學習生涯—3~12歲的全方位親職教育	2000元	
SM₃	大學校系選擇錦囊——如何填寫大學志願	200元	

三、輔導叢書

	助人技巧系列	定價	備註
C₃	助人歷程與技巧	150元	增訂版
C₄	問題解決諮商模式	250元	
C₅	校園反性騷擾行動手冊	150元	增訂版
	團體輔導系列	**定價**	**備註**
M₂	團體領導者訓練實務	200元	修訂本
M₃	如何進行團體諮商	150元	
M₆	小團體領導指南	100元	
M₇	團體輔導工作概論	250元	
M₈	大團體動力—理念、結構與現象之探討	180元	
	教育輔導系列	**定價**	**備註**
N₁	學校輔導工作	250元	
N₂	青少年問題與對策	250元	
N₃	人際關係的新天地	120元	
N₄	散播愛的種子	250元	
N₇	心理治療與衛生(上)	300元	平裝
N₈	心理治療與衛生(下)	300元	平裝
N₉	心理治療與衛生(典藏版)	680元	精裝
N₁₀	班級輔導活動設計指引	130元	
N₁₁	心靈舞台—心理劇的本土經驗	230元	
N₁₂	家庭如何塑造人	280元	
N₁₃	教室裡的春天—教室管理的科學與藝術	280元	增訂版
N₁₄	短期心理諮商	250元	
N₁₅	習慣心理學—寫在晤談椅上四十年之後	380元	
N₁₆	與心共舞—舞蹈治療的理論與實務	220元	
N₁₇	自我與人際溝通	220元	
N₁₈	人際溝通分析—TA治療的理論與實際	350元	
N₁₉	心理治療實戰錄	320元	
N₂₀	諮商實務的挑戰—處理特殊個案的倫理問題	300元	
N₂₁	習慣心理學(歷史篇)	420元	
N₂₂	客體關係理論與心理劇	400元	
N₂₃	薩提爾的家族治療模式	380元	
N₂₄	焦點解決短期心理諮商	200元	
N₂₅	邁向成熟—青年的自我成長與生涯規劃	220元	
N₂₆	兒童遊戲治療	250元	修訂版
N₂₇	臨床督導工作的理論與實務	400元	
N₂₈	10倍速療法—短期心理治療實戰錄	200元	

	學術研究系列	定價	備註
L₁	由實務取向到社會實踐	220元	
L₂	學生發展—學生事務工作的理論與實踐	280元	
L₃	我國「諮商、輔導人員專業形象」之調查研究	600元	非賣品
L₄	五年制商業專科學校學生生涯成熟度與學校適應之相關研究		非賣品
L₅	志願工作機構之人力資源管理策略對志願工作者組織承諾影響之研究—以救國團為例	250元	非賣品
L₆	中山先生民族主義對中國現代化影響之研究		非賣品

四、生命哲學叢書

	心理推理系列	定價	備註
T₁	熱鍋上的家庭—一個家庭治療的心路歷程	350元	
T₂	人在家庭	130元	
T₃	心靈魔法師—心理治療案例解析	150元	
T₄	走出生命的幽谷	90元	
T₅	心理的迷惘與突破	130元	
T₆	兒童遊戲治療	160元	

編號	書名	定價		編號	書名	定價	
T₇	由演劇到領悟──心理演劇方法之實際應用	200元		D₂₀	完全道德──戰勝心中的惡	380元	
T₈	心靈之旅八十天──短期分析式心理治療	160元		D₂₁	等待重生──道德重整與真誠共識	480元	
T₉	桃源二村	250元		D₂₂	生命中的戒指與蠟燭──創造豐富的生活儀式	380元	
T₁₀	前世今生──生命輪廻的前世療法	180元		D₂₃	物情物語	180元	
T₁₁	家庭會傷人──自我重生的新契機	220元		D₂₄	找尋空間的女人	180元	
T₁₂	你是做夢大師──孵夢·解夢·活用夢	250元		D₂₅	變──問題的形成與解決	220元	
T₁₃	生命輪廻──超越時空的前世療法	180元		D₂₆	鐵約翰──一本關於男性啓蒙的書	300元	
T₁₄	生命不死──精神科醫師的前世治療報告	200元		D₂₇	西藏生死書	350元	
T₁₅	桃色夢境──性夢解析與自我成長	280元		D₂₈	巫士唐望的世界	320元	
T₁₆	你在做什麼?──成功改變自我·婚姻·親情的真實故事	380元		D₂₉	玩命與革命	180元	
T₁₇	黑色夢境──惡夢處理手冊	280元		D₃₀	女人桃花緣	180元	
T₁₈	榮格自傳──回憶、夢、省思	400元		D₃₁	完全算命手冊	180元	
T₁₉	家庭祕密──重返家園的新契機	280元		D₃₂	好命操作手冊	180元	
T₂₀	跨越前世今生──陳勝英醫師的催眠治療報告	200元		D₃₃	勇敢面對慢性病──克服常見的八種恐懼	220元	
T₂₁	脆弱的關係──從玫瑰戰爭到親密永久的婚姻	320元		D₃₄	性·演化·達爾文──人是道德的動物?	400元	
T₂₂	家庭舞蹈Ⅰ──從家庭治療剖析婚姻關係	220元		D₃₅	顛覆年齡──活得老又活得好	200元	
T₂₃	家庭舞蹈Ⅱ──從家庭治療探討家人互動	220元		D₃₆	生命史冊	200元	
T₂₄	穿越迷幻森林	320元		D₃₇	生死無盡	200元	
				D₃₈	西藏生死書(精裝本)	450元	
				D₃₉	巫士唐望的教誨	300元	
				D₄₀	心靈神醫	280元	
				D₄₁	打開情緒 Window	220元	
				D₄₂	憂鬱的醫生,想飛…	200元	
				D₄₃	照見清淨心	180元	
				D₄₄	恩寵與勇氣	380元	
心靈拓展系列		**定價**	**備註**	D₄₅	解離的真實　與巫士唐望的對話	300元	
D₇	生命凱歌──我的人生思考	200元		D₄₆	杜鵑窩的春天──精神疾病照顧手冊	280元	
D₈	回首成春──寬恕	230元		D₄₇	超越心靈地圖	300元	
D₉	馴服心靈──飛越思考迷障	180元		D₄₈	真誠共識──等待重生的新契機	380元	
D₁₀	以生命為心──愛生哲學與理想村	160元		D₄₉	邪惡心理學──真實面對謊言的本質	300元	
D₁₁	成功之旅──人生的允諾與挑戰	180元		D₅₀	生命教育──與孩子一同迎向人生挑戰	240元	
D₁₂	生命夢屋	180元		D₅₁	四十女兒心	180元	
D₁₃	情話色語	200元		D₅₂	鮮活信仰──卡特的心靈回憶錄	180元	
D₁₄	自得其樂的性格	250元		D₅₃	空,大自在的微笑──空性禪修次第	160元	
D₁₅	以自己為尊	220元		D₅₄	誰來下手?	220元	
D₁₆	清貧思想	200元		D₅₅	如果我死時,你不在我身旁	280元	
D₁₇	神奇百憂解──改變性格的好幫手	320元					
D₁₈	身心桃花源──當洋醫生遇見赤腳仙	420元					
D₁₉	觀山觀雲觀生死	200元					

	心靈清流系列	定價	備註	K₅	天堂樂園——電影·文學·人生	180元	
R₁	生命果真如此輕易	140元		K₁₁	棒球新樂園	180元	
R₂	這會是一季美好的冬	140元		K₁₂	親吻一朵微笑—幕前·幕後·人生	180元	
R₃	老實做人	140元		K₁₃	性與死	220元	
R₄	回首生機	140元		K₁₄	異議筆記——台灣文化情境	180元	
R₅	但願無悔	140元		K₁₆	林村的故事——1949後的中國農村變革	240元	
R₆	感應之情	140元			心靈美學系列	定價	備註
R₈	一畦青草地	140元		Y₁	喜悅心情—春簡	120元	
R₉	貼近每一顆溫柔的心	140元		Y₂	喜悅心情—夏冊	120元	
R₁₁	二更山寺木魚聲	140元		Y₃	喜悅心情—秋書	120元	
R₁₂	離家為了一個夢	130元		Y₄	喜悅心情—冬牘	120元	
R₁₃	眼前都是有緣人	130元		Y₅	心情國度	140元	
R₁₄	溫馨故事	140元		Y₆	人生是福	140元	
R₁₅	每天的新太陽	140元		Y₇	讓我擁抱你	140元	
R₁₆	開悟心燈	140元		Y₈	請擁抱我	140元	
R₁₇	我不能死·因為我還沒有找到遺囑	200元		Y₉	阿保的童話	110元	
R₁₈	天天好心情	200元		Y₁₀	小鎮人家	110元	
R₁₉	最後一季的蟬音	200元		Y₁₁	十月的笛	110元	
R₂₀	時時樂清貧——我的清貧生活	160元		Y₁₂	森林小語	110元	
R₂₁	處處簡模心——名人談清貧	160元		Y₁₃	蘋果樹	110元	
R₂₂	找回快樂的心	200元		Y₁₄	疼惜自己	100元	
R₂₃	心靈真情書	180元		Y₁₅	玩得寫意	100元	
R₂₄	印地安之歌	180元		Y₁₆	彼此疼惜	100元	
				Y₁₇	老神在哉	100元	
				Y₁₈	和上蒼說話	100元	
				Y₁₉	心中的精靈	100元	
				Y₂₀	新鮮上班族	100元	
				Y₂₁	聽心兒說話	100元	
	人與自然系列	定價	備註	Y₂₂	美麗心世界	100元	
NB₁	傾聽自然	200元		Y₂₃	與人接觸	110元	
NB₂	看！岩石在說話	200元		Y₂₄	心的面貌	110元	
NB₃	共享自然的喜悅	180元		Y₂₅	沈思靈想	100元	
NB₄	與孩子分享自然	180元		Y₂₆	尊重自己	100元	
NB₅	探索大地之心	180元		Y₂₇	寬恕樂陶陶	100元	
	文化顯影系列	定價	備註	Y₂₈	簡樸過得好	100元	
K₁	台灣田野影像	240元		Y₂₉	善待此一身	100元	
K₂	台灣綠色傳奇	240元		Y₃₀	自在寬心	100元	
K₃	燃燒憂鬱	240元		Y₃₁	接納心歡喜	100元	
K₄	久久酒一次	240元		Y₃₂	喜樂好心情	100元	

Y₃₃	熊族寓言	140元		Y₇₄	幸福的滋味	200元	
Y₃₄	擁抱情愛	140元					
Y₃₅	樹香——人與自然的對話	140元					
Y₃₆	舞蝶——人與自然的對話	140元					
Y₃₇	享受寧靜——雅肯靜坐心理學	160元					
Y₃₈	嘆嘆熊的無爲自在	160元					
Y₃₉	小小豬的謙弱哲學	200元					
Y₄₀	嘆嘆熊的減肥秘笈	160元					
Y₄₁	嘆嘆熊的逍遙遊	160元					
Y₄₂	老灰驢的幽默自處	160元					
Y₄₄	當下最美好	150元					
Y₄₆	祝你聖誕快樂	180元		**智慧文選系列**		**定價**	**備註**
Y₄₇	祝你生日快樂	150元		X₁	飛躍青春——邁向21世紀	50元	
Y₄₈	祝你天天快樂	150元		X₂	疼惜的心——做個有溫度的人	50元	
Y₄₉	給我親愛朋友	150元		X₃	生命視野——十個生涯故事	50元	
Y₅₀	當所愛遠逝	150元		X₄	飛躍青春——學習·成長·奉獻	50元	
Y₅₁	讓憤怒野一回	150元		X₅	前瞻·創意·務實	50元	
Y₅₂	給壓力一個出口	150元		X₆	迎接人生挑戰·開創智慧新機	50元	
Y₅₃	勇敢向前行	150元		X₇	尊重生命·關懷大地	50元	
Y₅₄	好好過日子	150元		X₈	發揮生命潛能·開拓活動空間	50元	
Y₅₅	活出眞性情	180元		X₉	追求卓越·共創未來	50元	
Y₅₆	寶貝你的學生	150元		X₁₀	終身學習·持續成長·無私奉獻	50元	
Y₅₇	給工作中的你	150元					
Y₅₈	給我親愛家人	150元					
Y₅₉	給獨一無二的你	150元		**五、有聲專輯(演講卡帶)**			
Y₆₀	記得照顧自己	150元		**愛心與智慧系列**		**定價**	**主講者**
Y₆₁	祝你早日康復	150元		F₁₃	生命的微笑——禪與人生	180元	鄭石岩
Y₆₂	親親我的寶貝	150元		F₁₄	清心與隨緣——談如何活得更自在	180元	傅佩榮
Y₆₃	親親我的媽咪	150元		F₁₅	緣與命——談自我實現的人生	180元	黃光國
Y₆₄	阿保的童話(修訂版)	140元		F₁₆	擁抱生命——談快樂人生	180元	鄭武俊
Y₆₅	小鎮人家(修訂版)	140元		F₁₇	前世今生的對話	180元	林治平 楊惠南
Y₆₆	十月的笛(修訂版)	140元		F₁₈	生命輪廻的奧祕	180元	高天恩 陸達誠
Y₆₇	森林小語(修訂版)	140元		F₁₉	不死的生命——我如何走上前世治療這條路	180元	陳勝英
Y₆₈	蘋果樹(修訂版)	140元		F₂₀	催眠與潛意識——從精神分析前世催眠	180元	陳勝英
Y₆₉	森林的童話	160元		**性,愛趨勢系列**		**定價**	**主講者**
Y₇₀	會哭的男人很可愛	150元		F₂₁	21世紀愛大趨勢——現代人必備的性知識	180元	馮榕等
Y₇₁	跟沮喪說bye - bye	150元		F₂₂	談心談性話愛情——夫妻必備的性知識	180元	簡春安
Y₇₂	葛葉的訊息	160元		F₂₃	單身貴族雙人床——未婚男女必備的性知識	180元	李 昂
Y₇₃	夏日的魔法	160元		F₂₄	你儂我儂化作愛——年輕人必備的性知識	180元	施寄青

編號	書名	定價	主講者	編號	書名	定價	主講者
F25	尊重愛性——談性教育的意義	180元	晏涵文	FA7	親子溝通贏家——如何做好親子溝通	250元	鍾思嘉
F26	身體情語——談兩性必備的性知識	180元	江漢聲	FA8	創造卓越的EQ——情緒管理與調適	250元	王浩威
F27	性愛迷思——談如何跨越性障礙	180元	馮榕	FA9	閱讀的美好經驗——找回智慧的心	250元	詹宏志
F28	永遠浪漫——談愛情的悲歡辯證	180元	曾昭旭	FA10	生命觀照	250元	索甲仁波切
F29	情色對話——談女人的性愛發展史	180元	何春蕤	FA11	臨終關懷	250元	索甲仁波切
F30	兩性解析——談工業社會的婚姻	180元	邱彰	FA12	打開家庭祕密的黑盒子	250元	鄭玉英
F31	獻身神話——談「以身相許」的愛情迷思	180元	馬健君	FA13	如何激發孩子的潛能	250元	游乾桂
F32	愛情私語——談女人的性覺醒	180元	李元貞	**錄影帶系列**		**定價**	**拍攝**
F33	婚姻終結——談旗鼓相當的婚姻伴侶	180元	施寄青	VT1	西藏生死書 49天生死之旅(上) 前往清淨的國度(下)	1600元	日本NHK
F34	男人的性革命——男人氣概的新定義	180元	余德慧	**掌握生命契機，發揚生命光輝**		**定價**	**主講者**
F35	女人的性革命——女性主義的性解放	180元	何春蕤	F101	彩繪生命的藍圖——談生涯規劃	180元	李鍾桂
F36	君子好逑——談一場成功的戀愛	180元	曾昭旭	F102	突破生命的限制——談自我成長與自我發展	180元	鄭武俊
F37	自在女人心——單身女人也逍遙	180元	馬健君	F103	拓展生命的互動——談人際溝通	180元	洪有義
F38	傾聽性語——性觀念與自我成長	180元	馮榕/鄭玉英	F104	迎接生命的戀曲——談兩性交往的藝術	180元	曾昭旭
F39	性愛風情——現代女性的性觀念	180元	江漢聲/林蕙瑛	F105	永結生命的情緣——談夫妻相處之道	180元	簡春安
F40	性愛革命——當代性文化與性治療	180元	文榮光/王瑞琪	F106	享受生命的親密——談成熟的性愛觀念	180元	洪小喬
世紀家變系列		**定價**	**主講者**	F107	孕育生命的幼苗——談有效的親子溝通	180元	曾漢榮
F41	家在變動——重新認識我們的家	180元	吳就君	F108	珍惜生命的時光——談有效的時間管理	180元	黃英忠
F42	家在求救——照亮家庭的黑暗角落	180元	陳若璋	F109	發揮生命的潛能——談工作意義與工作適應	180元	莊聰正
F43	家會傷人——自我重生的新契機	180元	鄭玉英	F110	輕彈生命的旋律——談壓力管理	180元	藍三印
F44	家有可為-幸福家庭與良好的溝通習慣	180元	柯永河	F111	共創生命的秩序——談民主社會的正確觀念	180元	林洋港
耕一畝溫柔的心田系列		**定價**	**主講者**	**把心找回來系列**		**定價**	**主講者**
F51	點一盞溫柔的心燈	180元	曾昭旭	F112	找回喜悅的心——快樂簡樸的祕訣	180元	周神助
F52	給一份溫馨的祝福	180元	何進財	F113	找回簡樸的心——單純簡樸的喜樂	180元	鄭石岩
F53	換一劑溫柔的藥方	180元	鄭石岩	F114	找回自然的心——社區與學校的自然觀察	180元	劉克襄
F54	給一世溫情的對待	180元	阮大年	F115	找回自省的心——與心對話	180元	龔鵬程
F55	耕一畝溫柔的心田	180元	傅佩榮	F116	找回坦誠的心——坦誠少欲心自清	180元	李鍾桂
F56	彈一曲和諧的樂音	180元	蔡培村	F117	找回平凡的心——平凡中創意無限	180元	吳伯雄
OK父母系列		**定價**	**主講者**	F118	找回快樂的心——留個位子給快樂	180元	陳月霞/陳玉峯
F61	做孩子的學習良伴	180元	小野	F119	找回美感的心——琉璃美術裡的人生	180元	張毅
F62	建立孩子正常的學習態度	180元	洪有義	F120	找回真實的心——從禪定修持中找回真實心	180元	心定法師
F63	讓孩子成為學習贏家	180元	廖清碧	F121	找回智慧的心——讀書的心與方向	180元	詹宏志
有聲閱讀系列		**定價**	**主講者**	F122	找回無欲的心——人到無求品自高	180元	曾昭旭
FA1	催眠之旅	150元	陳勝英	F123	找回成長的心——生命處處是綠洲	180元	陶曉清
FA2	西藏生死書有聲書	450元	丁乃竺主述/孔繡勤	F124	找回領悟的心——覺醒的智慧	180元	陳履安
FA3	時間管理贏家——有效的時間管理	250元	李鍾桂	F125	找回珍惜的心——運用時間的藝術	180元	柴松林
FA4	快樂生活贏家——快樂生活之道	250元	鄭武俊	F126	找回清貧的心——生活簡單‧生命自然	180元	鄧志浩
FA5	心靈與情書之真情志歌	250元	莊胡新浩	F127	找回舞動的心——生命故事‧心靈之舞	180元	林秀偉
FA6	人際關係贏家——新人際關係論	250元	邱彰				

‧此書目之定價若有錯誤，應以版權頁之價格為準。

‧讀者服務專線：(02)29300620　傳真：(02)29300627

國家圖書館出版品預行編目資料

心靈神醫 ：創造健康、幸福和覺悟的簡易禪修練
習 ／ 東杜法王仁波切(Tulku Thondup)作 ；
鄭振煌譯. -- 初版. -- 臺北市 ： 張老師，1998
[民87]
　 面 ；　 公分. --（心靈拓展系列 ；40）
譯自：The healing power of mind : simple
meditation exercises for health, well-being, and
enlightenment
　ISBN 957-693-369-2(平裝)

　1. 藏傳佛教　2. 健康法 – 宗教方面　3.精神
療法

226.966　　　　　　　　　　　　　　87005649

心靈拓展系列 D40

心靈神醫
THE HEALING POWER OF MIND

作　　者 ➡ 東杜法王仁波切(Tulku Thondup Rinpoche)
譯　　者 ➡ 鄭振煌
責任編輯 ➡ 鄭秀娟
封面設計 ➡ 趙金仁

發 行 人 ➡ 李鍾桂
總 經 理 ➡ 張春居
總 編 輯 ➡ 王桂花
出 版 者 ➡ 張老師文化事業股份有限公司 Living Psychology Publishers
　　　　　　郵撥帳號：18395080
　　　　　　台北市大安區羅斯福路三段 325 號地下一樓
　　　　　　電話：(02) 23697959　傳眞：(02) 23637110
　　　　　　出版部 E－mail：a7959@ms22.hinet.net
　　　　　　業務部／行銷部：
　　　　　　台北市文山區景華街 128 巷 8 號
　　　　　　電話：(02) 29300620　傳眞：(02) 29300627
　　　　　　免費服務專線：080201009
　　　　　　業務部 E－mail：b7959@ms22.hinet.net
　　　　　　行銷部 E－mail：lppc@ms10.hinet.net

登 記 證 ➡ 局版北市業字第 1514 號
初版 1 刷 ➡ 1998 年 7 月
初版 16 刷 ➡ 1999 年 10 月
ISBN／957－693－369－2
定　　價 ➡ 220元

法律顧問 ➡ 林廷隆律師
排　　版 ➡ 龍虎電腦排版股份有限公司
製　　版 ➡ 豪嘉製版印刷有限公司
印　　刷 ➡ 鴻展彩色印刷股份有限公司
裝　　訂 ➡ 正華裝訂股份有限公司

國際中文版授權／博達著作權代理有限公司
Copyright (c) 1996 by Tulku Thondup Rinpoche
Chinese translation copyright (c) 1998 by Living Psychology Publishers
Published by arrangement with Shambhala Publications, Inc.
through Bardon－Chinese Media Agency
ALL RIGHTS RESERVED